Springer-Verlag Berlin Heidelberg GmbH

Die Abderhaldensche Reaktion

Ein Beitrag zur Kenntnis von Substraten mit zellspezifischem Bau und der auf diese eingestellten Fermente und zur Methodik des Nachweises von auf Proteine und ihre Abkömmlinge zusammengesetzter Natur eingestellten Fermenten

Von

Prof. Dr. med. et phil. h. c. Emil Abderhalden

Geh. Medizinalrat, Direktor des Physiologischen Instituts der Universität Halle a. S.

Fünfte Auflage der „Abwehrfermente"
Mit 80 Textabbildungen und 1 Tafel. (378 S.) 1922. 13.25 Goldmark

Die Individualität des Blutes

in der Biologie, in der Klinik und in der gerichtlichen Medizin

Von

Dr. Leone Lattes

Professor an der Universität Modena

Nach der umgearbeiteten italienischen Auflage übersetzt und ergänzt durch einen Anhang: Die forensisch-medizinische Verwertbarkeit der Blutgruppendiagnose nach deutschem Recht. Von Dr. Fritz Schiff, Abteilungsdirektor am Städtischen Krankenhaus im Friedrichshain, Berlin

Mit 48 Abbildungen. (232 S.) 1925. 9.60 Goldmark

Ⓦ Sero-, Vaccine- und Proteinkörper-Therapie

Von

Dr. med. und phil. Bruno Busson

Privatdozent an der Universität Wien

Abhandlungen aus dem Gesamtgebiet der Medizin

(70 S.) 1924. 2.50 Goldmark

Protein-Therapie und unspezifische Leistungssteigerung

Von

William F. Petersen, M. D.,

Associate Professor of Pathology and Bacteriology University of Illinois, College of Medicine, Chicago

Übersetzt von **Luise Böhme**. Mit einer Einführung und Ergänzungen von Professor Dr. med. **Wolfgang Weichardt**, Erlangen

Mit 7 Abbildungen im Text. (315 S.) 1923. 10 Goldmark; gebunden 12.50 Goldmark

Die mit Ⓦ bezeichneten Werke sind im Verlage von Julius Springer in Wien erschienen. Ich bitte Sie, bei Ihrer Bestellung Ihre Buchhandlung besonders darauf hinzuweisen.

DIE ABDERHALDEN-REAKTION MITTELS DER QUANTITATIVEN „INTERFEROMETRISCHEN METHODE" NACH P. HIRSCH-JENA

ERGEBNISSE 10 JÄHRIGER ANWENDUNG

VON

DR. PAUL HIRSCH

PROFESSOR AN DER UNIVERSITÄT JENA

SONDERDRUCK AUS „KLINISCHE WOCHENSCHRIFT", 4. JAHRG., NR. 28/29
(VERLAG VON JULIUS SPRINGER, BERLIN W 9)

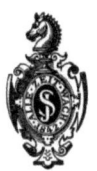

Springer-Verlag Berlin Heidelberg GmbH

1925

ISBN 978-3-662-32484-4   ISBN 978-3-662-33311-2 (eBook)
DOI 10.1007/978-3-662-33311-2

Vorliegende kleine Schrift stellt einen erweiterten Sonderabdruck aus der Klinischen Wochenschrift (1925, Nr. 28 und 29) dar. Ich bin dem Verlage Julius Springer in Berlin sehr dankbar, daß er meinen Wunsch, diese Buchausgabe herauszugeben, erfüllt hat. Dadurch wird auch vielen an mich herangetretenen Anfragen nach einer zusammenfassenden Darstellung der ziemlich zerstreuten Literatur über die Ergebnisse der Untersuchungen mittels der interferometrischen Methode stattgegeben.

Jena, im Juli 1925, Pharmakologisches Institut.

PAUL HIRSCH.

In den letzten Jahren hat unter den physikalisch-chemischen Untersuchungsmethoden, welche bei biologischen Forschungen Anwendung finden, die Refraktometrie sich ein größeres Anwendungsfeld erobert. Man kann nun refraktometrische Messungen nicht nur allein mit Refraktometern ausführen, sondern auch mit Hilfe der Interferenz des Lichtes. Die Instrumente, die zu Messungen letzterer Art benutzt werden, nennt man Interferometer.

In der Hauptsache hat man es bei biologischen Untersuchungen, die mit Hilfe der Interferometer ausgeführt werden, mit Flüssigkeiten zu tun, und so sollen im Rahmen dieser Übersicht nur die Untersuchungen besprochen werden, die mit Hilfe des Flüssigkeitsinterferometers ausgeführt worden sind.

Die Messungen mit dem Flüssigkeitsinterferometer, das von F. LOEWE konstruiert und von der Firma Carl Zeiß in Jena hergestellt wird, beruhen darauf, daß durch den Unterschied der Lichtbrechung bzw. Konzentration einer zu untersuchenden Lösung und einer Vergleichslösung Interferenzstreifen wandern. Die Haupteigentümlichkeit des Interferometers besteht darin, daß durch eine besondere Einrichtung eine unveränderliche, normale Interferenzerscheinung, die als Nullage dient, hervorgerufen wird. Die obenerwähnte Wanderung der Interferenzstreifen läßt sich gegenüber der Nullage leicht feststellen, sie kann durch eine Kompensatoreinrichtung ausgeglichen und in ihrer Größe bestimmt werden.

Wir führen mit dem Interferometer Differenzmessungen aus. Besonders hervorzuheben ist bei den Messungen mit dem Interferometer die Tatsache, daß das Messen mit dem Kompensator dadurch ausgezeichnet ist, daß es eine sog. Nullmethode darstellt. Erfahrungsgemäß führt eine Nullmethode bei den verschiedensten Beobachtern durch Ausschalten jeglicher subjektiven Beobachtungsfehler zu genauen und gleichmäßigen Resultaten.

Die *Einrichtung des Flüssigkeitsinterferometers* (Abb. 1) wird am leichtesten an Hand der schematischen Darstellung (Abb. 2) verständlich sein.

Der Beleuchtungsapparat *B*, bestehend aus einem Osramlämpchen und einen Linsensystem, ist in einem kleinen Tubus neben dem Fernrohre untergebracht. Der Faden des Lämpchens wird quer auf einem Spalte abgebildet. Der aus diesem Spalte heraustretende Lichtstrahl fällt auf den am hinteren Ende des Apparates angeordneten, mit Justiereinrichtungen reichlich ausgestatteten Spiegel S. In oder dicht an dieser Spiegelebene liegen 2 Doppelblenden, welche die Beugungserscheinungen hervorrufen. Der nahezu senkrecht auffallende Lichtstrahl wird vom Spiegel

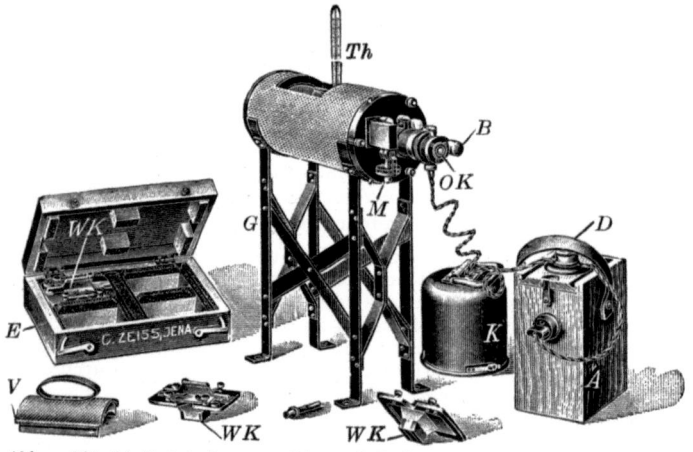

Abb. 1. Flüssigkeits-Interferometer ($^1/_6$ natürl. Größe). E = Aufbewahrungskasten für 4 Flüssigkeitskammern (WK). A = Akkumulator (vorteilhaft durch Widerstand und Anschluß an Starkstromnetz zu ersetzen). G = Gestell des Interferometers. K = Schutzkappe. V = Verschlußdeckel. B = Beleuchtungsapparat. Ok = Okular. M = Meßtrommel.

zurückgeworfen und durch das Objektiv des Fernrohres zu einem Interferenzbilde vereinigt. Das Interferenzbild liegt dabei dicht neben dem sehr fein einstellbaren Spalt und wird mittels des Okulars Ok, das aus einer Zylinderlinse besteht, betrachtet. Durch das Zylinderokular wird der durch hohe Vergrößerung verursachte Übelstand der geringen Helligkeit des Bildes überwunden. Ein Zylinderokular vergrößert nur in der Richtung senkrecht zu seiner Achse, wirkt aber in Ebenen, die durch die Achse gehen, wie ein Fenster. Die Lichtstrahlen der parallelen Strahlenbüschel müssen auf ihrem Wege zum und vom Spiegel S durch die Platten P 1 und

P_2 des Kompensators K, ferner durch die planparallelen Platten eines Temperierbades Tr, durch die Temperierflüssigkeit selbst und durch die in das Temperierbad von oben eingehängten, mit zwei planparallelen Glasplatten versehenen und mit den zu untersuchenden bzw. zu vergleichenden Flüssigkeiten gefüllten Flüssigkeitskammern hindurchtreten. Nur die obere Hälfte der Lichtstrahlen nimmt diesen Weg. Die untere Hälfte des parallelen Strahlenbüschels geht unter der Flüssigkeitskammer her und erzeugt in dem Okular das unveränderliche, als Nullage dienende. Interferenzstreifensystem. Dieses, eine Fraunhofersche Beugungs-

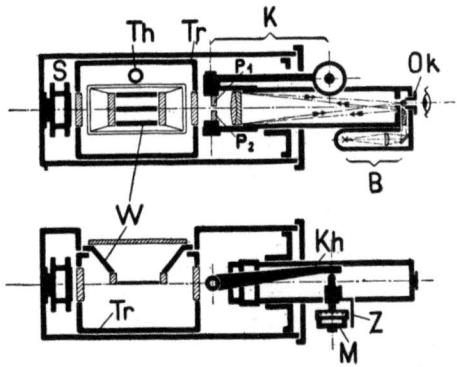

Abb. 2. Schematische Darstellung der Einrichtung und des Strahlenganges des Interferometers im Auf- und Grundriß (Erklärung im Text).

erscheinung, besteht aus einem weißen Felde, dem sog. Maximum nullter Ordnung und symmetrisch dazu angeordneten Beugungserscheinungen, Beugungsspektren, welche durch sehr schmale schwarze Minimastreifen getrennt sind.

Befinden sich in den beiden Hälften der Doppelkammern Flüssigkeiten von genau gleicher Lichtbrechung, mit anderen Worten Flüssigkeiten von gleicher Konzentration, so erzeugt die obere Hälfte des parallelen Strahlenbüschels genau dasselbe Beugungsspektrum wie die untere Hälfte des Strahlenbüschels. Sind jedoch die Kammern mit verschiedenen Substanzen gefüllt, so ist die

Interferenzerscheinung gegen ihre bisherige Lage verschoben, da die optische Weglänge in beiden Kammern eine verschiedene ist. Durch Drehen der Schraube M kann man die beweglich angeordnete Platte $P\,1$ des Kompensators K verstellen, wodurch der optische Gangunterschied der beiden Hälften des Strahlenbüschels ausgeglichen wird. Man dreht so lange, bis die beiden oben erwähnten schwarzen Streifen, die das Maximum nullter Ordnung (das Weiße) begrenzen, in dem oberen und unteren Bilde genau auf Koinzidenz stehen. Die Schraube M trägt eine Meßtrommel, deren Umdrehungen man mit Hilfe ihrer Teilung sowie eines Umdrehungszählers Z ablesen kann (Trommelteildifferenz). Th ist ein Tubus für ein Thermometer.

Die Flüssigkeitskammern sind so konstruiert, daß sie auf das bequemste gefüllt und vor allen Dingen gereinigt werden können. Die Flüssigkeit ist gegen Verdunstung durch einen Glasdeckel D geschützt. Sie werden, wie bereits oben erwähnt, zwecks Temperaturausgleichs in einem Temperierbade angeordnet. Als Temperierflüssigkeit dient destilliertes Wasser. Die Kammern werden für gewöhnlich in Kammerlängen von 5, 10, 20, 40 und 50 mm geliefert. Die Schichtdicke der 5-mm-Kammer kann durch Einsetzen einer besonders gefaßten und geformten 4 mm dicken Glasplatte auf 1 mm verkleinert werden. Eine derartige Kammer dient als Mikrokammer und wird ausschließlich bei der interferometrischen Methode zum Studium der Abwehrfermente benutzt.

Die erste Anwendung zu biologischen Untersuchungen hat das Interferometer durch HIRSCH gefunden. Er arbeitete 1914 eine *genaue quantitative Methode zum Nachweis der Abwehrfermente* durch Benutzung des Interferometers aus.

Die bekannten Arbeiten von EMIL ABDERHALDEN erwiesen, daß der tierische Organismus auf parenterale Zufuhr körper- bzw. blutfremder Substanzen mit der Mobilmachung von Abwehrfermenten antwortet. Die Beobachtungen von SCHMORL, WEICHARDT, FREUND u. a. Forschern hatten gezeigt, daß bei der Schwangerschaft blutfremde, aber arteigene Stoffe im Blute kreisen können, die man als in die Blutbahn verschleppte Zelltrümmer von Chorionzotten ansah. Nach ABDERHALDENS Theorie müssen diese verschleppten Zelltrümmer die Bildung von spezifischen, auf Placenta-Eiweiß eingestellten Abwehrfermenten im Blute zur Folge haben. Die Weiterverfolgung dieser Fragestellung ergab nun, daß nicht nur allein gelegentlich losgerissene und in die Blutbahn verschleppte Trümmer von Chorionzottenzellen die Bildung von Abwehrfermenten bewirken können, sondern daß auch Zerfallsprodukte oder Stoffwechselprodukte der Placenta genügen, um Abwehrfermente hervorzurufen. Diese Anschauungen wurden durch Versuche als richtig bewiesen, und auf ihnen gründet sich die von ABDERHALDEN angegebene Serodiagnostik der Schwangerschaft. Die ihr zugrunde liegenden Überlegungen wurden auf andere Probleme übertragen und als Abderhalden Reaktion als diagnostisch-klinische Untersuchungsmethoden bei Störungen an endokrinen Drüsen, bei Carcinom usw. angegeben.

Zum Nachweis der Abwehrfermente standen mehrere Methoden zur Verfügung. Die bekanntesten sind das Dialysierverfahren sowie die optische Methode, beide von ABDERHALDEN selbst angegeben. Im Jahre 1914 veröffentlichte HIRSCH[1]) eine *neue Methode zum Nachweis und zur quantitativen Bestimmung der Abwehrfermente*, die das Lösche Flüssigkeitsinterferometer benutzt und auf folgenden Überlegungen beruht:

Lasse ich ein Abwehrfermente enthaltendes Serum auf ein besonders dargestelltes Organsubstrat, das von den spezifischen Abwehrfermenten abgebaut wird, einwirken, so bekomme ich durch die infolge des Abbaues gebildeten und in Lösung gehenden Abbauprodukte eine Konzentrationszunahme des Serums. Diese Konzentrationszunahme kann ich durch Messung gegen eine Probe gleichen Serums, die ohne Substratzusatz aufbewahrt wurde, mittels des Interferometers feststellen. Da nach den Gesetzen der Fermentwirkung Beziehungen zwischen der Menge des Fermentes, Menge des Substrates, Dauer der Einwirkung und Fermentwirkung bestehen, kann auf die Quantität des Fermentes bei gleicher Menge des Substrates, gleicher Einwirkungsdauer und gleicher Konzentration des Systems aus der Fermentwirkung hier aus der Menge der gebildeten Peptone geschlossen werden.

Die Einhaltung der gleichen Einwirkungsdauer und der gleichen Konzentration bietet keine Schwierigkeiten. Größere Schwierigkeiten verursachte schon die Anwendung gleicher Mengen des Substrates, vor allen Dingen in gleichmäßiger haltbarer Form. Die verwandten Organe sind Trockenorgane, die nach einem besonderen Verfahren hergestellt werden und deren Brauchbarkeit im Laufe der Jahre erwiesen ist. Da die ganze Menge eines betreffenden Organsubstrates auf einmal hergestellt und in Mengen von 5 mg steril in Ampullen aufbewahrt wird, so ist nicht nur eine vollkommene Haltbarkeit, sondern auch eine vollkommene Gleichheit der zu den einzelnen Versuchen benutzten Substrate erreicht. Hierdurch wird die *interferometrische Methode zum Studium der Abwehrfermente zu einer quantitativen Methode*. Dankenswerterweise hat die Pharmagans, Pharmazeutisches Institut L. W. Gans A.-G., Oberursel, die Herstellung allen Anforderungen entsprechender Organsubstrate übernommen und bringt solche unter dem geschützten Namen „Opzime" in den Handel. Sie eignen sich auch zu allen anderen Methoden. Sie sind biologisch geprüft und frei von allen löslichen Stoffen, auch Aminosäuren. Zur Zeit sind etwa 250 Opzime verschiedener normaler und pathologischer Organe hergestellt*).

Die Ausführung der interferometrischen Methode zum Nachweis der Abwehrfermente gestaltet sich sehr einfach. In ein steriles Zentrifugenglas bringt man den Inhalt (5 mg) einer Ampulle Organsubstrat, hierzu kommen 0,5 ccm Serum, das vom nüchternen Patienten stammt, vollkommen hämoglobinfrei, nicht chylös und steril sein muß und mit Vuzin versetzt wurde. Das Gläschen wird mit einem sterilen Gummistopfen luftdicht verschlossen und mit zwei gleichen Röhrchen, die je 0,5 ccm des gleichen Serums ohne Substratzusatz enthalten und die als Vergleichsflüssigkeiten dienen, auf 24 Stunden in den Brutschrank gesetzt. Sollen mehrere Organe auf Abbau geprüft werden, so sind entsprechend viel Zentrifugiergläschen mit je 5 mg des betreffenden Organsubstrates und je 0,5 ccm Serum anzusetzen. Nach Ablauf der 24 Stunden Brutschrankaufenthalt werden sämtliche Röhrchen zwecks Entfernung des Kondenswassers umgeschüttelt, scharf zentrifugiert und die klaren Zentrifugate derart interferometrisch untersucht, daß die mit Substrat aufbewahrten Serumproben gegen die Vergleichsproben unter Benutzung der besonders für diese Untersuchungen angegebenen Mikrokammer nach HIRSCH-LÖWE[2]) ausgemessen werden. Die beiden ohne Substrat aufbewahrten Serumproben werden am Schlusse sämtlicher Messungen gegeneinander ausgemessen. Es darf bei dieser Messung keinerlei Differenz festgestellt werden. Diese Ausmessung dient zur Serumkontrolle, einmal zur Feststellung etwaiger Verdunstung

---

*) Versuche zur Herstellung von Organeiweißpräparaten (zellfrei) wurden bereits 1917 veröffentlicht[4]), doch von einer Verwendung abgesehen.

der Vergleichsserumprobe beim Ausmessen der verschiedenen bebrüteten Sera, zum anderen zur Kontrolle für etwaige bakterielle Verunreinigungen.

Einige spezielle Angaben lassen die Ausführung der interferometrischen Methode genauer erkennen:

Zur *Gewinnung der Serumproben* verfährt man wie folgt: Die Blutentnahme soll morgens nüchtern geschehen, am besten durch Venenpunktion. Man läßt 30 ccm mit trockener steriler Nadel in ein weites steriles Gefäß fließen und wartet dann die vollständige spontane Gerinnung ab. Es empfiehlt sich, die Gerinnung gut abzupassen, damit das Serum möglichst frühzeitig von dem Blutkuchen getrennt werden kann. Ohne jede Berührung des Blutkuchens, am besten also ohne Lösung desselben mit ausgeglühter Platinnadel, gießt man das ausgepreßte Serum ab. Das Serum soll solange scharf zentrifugiert werden, bis nach Wechseln der sterilen Zentrifugiergläschen der Boden des Röhrchens nichts mehr von Blutkörperchen erkennen läßt.

Das klare Serum wird mit einer Lösung von Vuzinum bihydrochloricum (1 : 500) in der Menge versetzt, daß ein Vucinum bihydrochloricum-Konzentration 1 : 10 000 in dem Serum erhalten wird.

Zur *Bereitung der Vuzinstammlösung* 1 : 500 bringt man 0,01 g*) Vucinum bihydrochloricum in 5 ccm siedendes Wasser (destilliertes Wasser). Die Lösung wird in einer braunen Flasche aus Jenaer Glas wohlverschlossen aufbewahrt, ist nach Abkühlen gebrauchsfertig und 5 Tage haltbar. Um ein Serum durch Zusatz einer Vuzinlösung 1 : 500 auf eine Vuzinkonzentration 1 : 10 000 zu bringen, muß man zu

10 ccm Serum	0,50 ccm	Vuzinlösung	1 : 500
9 ,, ,,	0,45 ,,	,,	1 : 500
8 ,, ,,	0,40 ,,	,,	1 : 500
7 ,, ,,	0,35 ,,	,,	1 : 500
6 ,, ,,	0,30 ,,	,,	1 : 500
5 ,, ,,	0,25 ,,	,,	1 : 500
4 ,, ,,	0,20 ,,	,,	1 : 500
3 ,, ,,	0,15 ,,	,,	1 : 500
2 ,, ,,	0,10 ,,	,,	1 : 500
1 ,, ,,	0,05 ,,	,,	1 : 500

*) Abgewogene Mengen von 0,01 g Vuzin bihydrochloric. liefert die Pharmagans A.-G. in Oberursel.

Das Serum wird nach Zusatz der nötigen Menge Vuzinstammlösung umgeschüttelt.

Was die *Untersuchung mit dem Interferometer* im allgemeinen anbetrifft, so werden nach Feststellung des Nullpunktes mit gleichartigen Flüssigkeiten, z. B. destilliertem Wasser, in beiden Hälften der Doppelkammer dieselben ausgehebert und sorgfältig mit Filtrierpapier ausgetrocknet. Die letzten Spuren von Feuchtigkeit werden durch ein über ein Holzstäbchen gewickeltes Wattebäuschchen entfernt. Durch Nachreiben mit einem frischen Gazebäuschchen entfernt man etwaige Wattefäserchen, die an den Glasplatten der Kammern haften geblieben sein sollten. Es sei hier darauf hingewiesen, daß ein Befeuchten der Kammer mit Alkohol, Toluol oder ähnlichen harzlösenden Substanzen wegen des Kittes, mit dem die Glasfenster der Kammer befestigt sind, *ängstlich vermieden* werden muß. Nun werden die auf diese Weise gereinigten Kammerhälften mit den zu untersuchenden Flüssigkeiten gefüllt, in unserem Spezialfall kommt das Serum, welches auf ein Opzim eingewirkt hatte, auf die Seite, an der sich die Meßtrommel des Interferometers befindet. Die andere Hälfte wird mit dem Vergleichsserum angefüllt. Es ist nun notwendig, mit der eigentlichen Messung, d. h. mit dem Einstellen der beiden Beugungserscheinungen auf Koinzidenz, so lange zu warten, bis die Temperatur zwischen den gefüllten Kammern und dem Temperierbad ausgeglichen ist. Dieser Vorgang dauert, wenn die Lösungen bereits einige Zeit in dem Beobachtungsraum aufbewahrt waren, nur wenige Minuten, da der Temperaturausgleich sehr leicht vor sich geht. Man kann den Temperaturausgleich sehr leicht verfolgen. Ist er noch nicht beendet, so sind die Streifen des veränderlichen Systems entweder krumm oder sie verlaufen schräg zu denen des unveränderten Interferenzbildes. Es darf also mit der Messung erst dann begonnen werden, wenn das Interferenzbild sein normales Aussehen wieder angenommen hat, was im allgemeinen in 2—3 Minuten eingetreten sein dürfte.

Wir benutzen, wie bereits erwähnt, eine 1 mm Kammer. Eine Flüssigkeitskammer von 1 mm Schichtdicke wäre aber, obwohl sie den Vorteil des besonders raschen Temperaturausgleiches mit sich gebracht hätte, so schwer zu reinigen gewesen, daß hier ein Ausweg gesucht werden mußte. Es wurde daher der Füllraum einer 5 mm Kammer auf seinen 5. Teil verringert, und zwar durch Einfügung einer herausnehmbaren planparallelen Glasplatte von 4 mm Dicke. Die Platte wird durch Stifte in Hülsen geführt und soweit eingeschoben, bis ihr unterer Rand auf dem ebenen Boden der Kammer aufsitzt. War in die Kammer ein Tropfen eingefüllt, so wird dieser in die schmalen Zwischenräume zwischen der Platte, den Kammerfenstern und den Kammerwänden gedrückt.

Es ist ferner zu beachten, daß die hufeisenförmige Planparallelplatte bei unvorsichtiger Handhabung leicht Verletzungen, besonders an ihrer unteren Kante, ausgesetzt ist. So darf z. B. der herausgenommene Einsatz nicht auf die untere Glaskante hingelegt werden, da sonst kleine Stückchen aus dem scharfen unteren Rand herausbrechen.

Benutzt man zu verschiedenen Messungen das gleiche Vergleichsserum, so ist der Einsatz sorgfältig zu reinigen und zu trocknen. Man darf nicht nur die eine Hälfte abtrocknen. Die große Oberfläche der Planparallelplatte bewirkt eine erhebliche Verdunstung, während der zur Reinigung der einen Kammerhälfte notwendigen Zeit. Ebenso ist während der Reinigung der einen Kammerhälfte, die die Vergleichsflüssigkeit enthaltende andere Kammerhälfte mit der beigegebenen Deckplatte unter Verwendung der beiden Verschlußfedern zu bedecken, da sonst ebenfalls der Verdunstungsfehler sich im Verlaufe der Messungen bemerkbar macht.

Bekanntlich gibt Serum beim Verdünnen mit destilliertem Wasser Trübungen. Es empfiehlt sich daher, bei der Reinigung der mit Serum gefüllten Kammern so zu verfahren, daß man nach Herauspipettieren des Serums zuerst mit einer 0,8proz. Kochsalzlösung und dann erst mit destilliertem Wasser nachspült.

Von dem bei dem eigentlichen Versuch an der Meßtrommel abgelesenen Wert in Trommelteilen wird die Nullage der Kammer, d. h. der bei Füllung der beiden Kammerhälften mit destilliertem Wasser abgelesene Wert, abgezogen. Die so erhaltene Zahl von Trommelteilen ist das Maß für die Große des Abbaues, denn sie gibt den Konzentrationsunterschied an, den das Serum gegenüber der Vergleichsprobe durch Auflösen der durch die Abwehrfermente aus dem Substrat gebildeten Peptone erlangt hat. Wir können diese gewissermaßen relative Zahlen auch in absolute Werte umwerten. Man kann jedes Interferometer eichen. So kann man ein Interferometer auch für Organpeptone eichen. Die verschiedensten

Organpeptone zeigen in gleicher Konzentration fast den gleichen Interferometerwert. Es ist dies ein für die praktische Anwendung der interferometrischen Methode sehr vorteilhaftes Ergebnis. Man kann eine Universaleichkurve aufstellen und mit ihrer Hilfe für jedes Organ und jedes darauf eingestellte Abwehrferment die Intensität der Abwehrfermentwirkungen quantitativ verfolgen. Es gibt uns eine solche Eichkurve für jede Anzahl von Trommelteilen die dazu gehörige Peptonkonzentration an. Wir verfahren gewöhnlich so, daß die umgewertete Trommelteilzahl angibt, wieviel Prozent Pepton aus 5 mg Organsubstrat bei der Anwendung von 0,5 ccm Serum und bei Benutzung der 1 mm Kammer gebildet werden. Die zur Umwertung notwendigen Tabellen werden von der Firma Carl Zeiss, Jena, die das Interferometer herstellt, bei der Lieferung eines Instrumentes auf Bestellung mit angegeben.

Fassen wir nochmals ganz kurz die einzelnen Punkte einer Untersuchung zusammen, so sind der Reihe nach folgende Arbeiten auszuführen.

Ansetzen des Versuches.

1. Entleeren des Inhaltes je einer Ampulle Organsubstrat in je ein sauberes, trockenes, steriles Zentrifugengläschen.
2. Zugabe von je 0,5 ccm mit Vuzin versetztem Serum zu dem Organsubstrat (1) mittels trockener steriler Pipette.
3. Einfüllen von je 0,5 ccm mit Vuzin versetztem Serum, von der gleichen Serumprobe wie unter 2 in 2 weitere saubere, trockene, sterile Zentrifugengläschen.
4. Verschließen der Zentrifugengläschen (2 und 3) mit je einem sauberen trockenen Gummistopfen. Kurzes Zentrifugieren*).
5. Einstellen der Proben in den Brutschrank für 24 Stunden.

Ausmessung nach Ablauf der 24 Stunden.

6. Feststellung der Nullage des Interferometers durch Ausmessen der beiderseits mit destilliertem Wasser angefüllten 1 mm Kammer.
7. Zentrifugieren der Serumproben, nach Umschütteln.
8. Nach Reinigung der Kammer einfüllen des Serums aus einem der Röhrchen 2 in die linke Kammerhälfte. Hierauf einfüllen der einen Vergleichsprobe in die rechte Kammerhälfte. Einschieben des

---

*) Das kurze Zentrifugieren bezweckt die Entfernung etwaiger kleiner Luftblasen, die an dem Opzim haften und das Serum verhindern, an dasselbe heranzukommen.

Glaseinsatzes. Ausmessen im Interferometer. Von der abgelesenen Zahl, die nach 6. festgestellte Nullage abziehen.

9. Reinigen der linken Kammerhälfte, die rechte Kammerhälfte muß bedeckt sein. Reinigen des Einsatzes. Einfüllen einer anderen Probe (2) in die linke Kammerhälfte. Einschieben des Einsatzes, wiederum Ausmessen im Interferometer. Wiederholung dieses Vorganges, bis alle Proben (2) untersucht sind.

10. Reinigen der linken Kammerhälfte, die rechte Kammerhälfte muß bedeckt sein. Reinigen des Einsatzes. Einfüllen der 2. Vergleichsprobe in die linke Kammerhälfte. Einschieben des Einsatzes, wiederum Ausmessen im Interferometer.

11. Reinigung der Kammer.

Ist der Versuch richtig gelungen, so muß z. B. bei der Untersuchung des Serums einer Nichtschwangeren bei der Messung 8 nach Abziehen der Nullage die Trommelteilzahl 0 (3—4 Trommelteile rechnen hier nicht als positiver Ausschlag) festgestellt werden. Bei der Messung 9 muß auf jeden Fall nach Abzug der Nullage die Trommelteildifferenz 0 beobachtet werden. Ist hier die Differenz größer oder kleiner als 0, so hat eine bakterielle Verunreinigung oder eine Verdunstung stattgefunden. Ebenso hat eine bakterielle Verunreinigung stattgefunden, wenn bei der Messung 8 nach Abziehen der Nullage eine kleinere Trommelteildifferenz als 0 beobachtet wird. Bei der Untersuchung des Serums einer Schwangeren muß bei der Messung 8 nach Abzug der Nullage eine größere Zahl also festgestellt werden.

Die Feststellung der Nullage der Kammer braucht nicht vor jeder Untersuchung vorgenommen zu werden. Es genügt, wenn diese täglich zu Beginn der Messungen festgestellt wird.

Das Arbeiten nach der interferometrischen Methode ist bei einiger Übung viel einfacher als es vielleicht, nach der vorstehenden Beschreibung den Anschein macht. Die Methodik ist absichtlich ausführlich geschildert worden, um möglichst alle Einzelheiten zu erwähnen und auf alle Punkte aufmerksam zu machen, die einen Fehler bedingen können. Grundbedingung für ein ersprießliches Arbeiten, für richtige Diagnosen ist absolute Sauberkeit beim Arbeiten und Benutzung von reinen trockenen und sterilen Zentrifugengläschen[*]) und Pipetten.

---

[*]) Die Zentrifugengläschen (als vorteilhafte Größe haben sich Gläschen von 12 mm Breite und ca. 96 mm Höhe erwiesen. Die unteren 30 mm der Länge sind konisch

Auch die Auswahl der Organsubstrate ist von allergrößter Bedeutung. Man muß prinzipiell z. B. bei Carcinomdiagnosen nicht nur allein das betreffende Carcinomorgan, sondern auch das Normalorgan mit ansetzen. Die weiter oben gemachten Ausführungen lassen die Gründe, die hierzu bestimmen sind, erkennen und geben auch ein Beispiel an.

Bekanntlich sind die Ansichten über den Wert und die Bedeutung der Abwehrfermentreaktion sehr geteilt. Ein Teil der Forscher tritt für ihre strenge Spezifität ein, während andere nach ihren Versuchen ihr jegliche Spezifität absprechen. Als Grundforderungen an jede brauchbare Methode muß man nach unserer Ansicht folgende stellen:

Sie muß bis in die kleinsten Einzelheiten ausgearbeitet sein, ihre Fehlerquellen müssen genau festgelegt werden[3]). Alle Fehlermöglichkeiten, die der betreffenden Methode nicht zur Last geschrieben, die sie aber beeinflussen können, müssen genau studiert werden, um sie, wenn irgend möglich, auszuschalten. Durch eingehende Untersuchung mit meinen Mitarbeitern bin ich allen Fehlerquellen und -möglichkeiten der interferometrischen Methode nachgegangen. Es konnte festgestellt werden, daß die Fehlerquellen derartig klein sind, daß man sie vollständig vernachlässigen kann. Andererseits konnten wir aber auch zeigen, daß unspezifische Reaktionen bei sonst einwandfreier Methodik durch bakterielle Verunreinigungen der Serumproben möglich sind. Dieses ist meines

zugespitzt. Die Länge von 96 mm braucht nicht genau eingehalten zu werden. Die Röhrchen können kürzer sein — man richtet sich hier nach der vorhandenen Zentrifuge —, auf keinen Fall dürfen sie länger sein, da sonst die Entfernung des Kondenzwassers Schwierigkeiten macht) werden nach sorgfältiger Reinigung, wobei besonders zu beachten ist, daß keine Reste von früheren Untersuchungen zurückbleiben, mit destilliertem Wasser ausgespült und mit Pfropfen aus nicht entfetteter Watte verschlossen. Es empfiehlt sich, die benutzten Zentrifugenröhrchen sofort nach der Messung in physiologischer Kochsalzlösung einzulegen, da auf dieser Weise Globulinfällungen, die bei Benutzung von gewöhnlichem Wasser eintreten, und schwer entfernbare Trübungen geben, vermieden werden. Die so vorbereiteten Röhrchen werden im Heißluftsterilisator bis zur leichten Bräunung der Watte erhitzt. Die Pipetten werden nach Reinigung mit Kaliumchromatschwefelsäure (unverdünnt) mit destilliertem Wasser ausgespült, einzeln in Seidenpapier eingewickelt und ebenfalls im Heißluftsterilisator sterilisiert. Die Gummistopfen reinigt man durch längeres Einlegen in destilliertes Wasser und häufigem Wechsel desselben. Man spült sie nach dieser Reinigung mit 70 proz. Alkohol ab und trocknet sie mittels sterilen Tüchern oder besser, man brennt den Alkohol ab.

Erachtens die Ursache aller Fehlschläge der Gegner der Abderhalden-Reaktion. Als Abwehrmaßnahme gegenüber derartigen Fehlerquellen wurde die Anwendung eines gut wirkenden Desinfektionsmittels eingeführt. Wir setzen zu den vollkommen hämoglobinfreien Serumproben Vuzin. bihydrochloricum in einer solchen Menge zu, daß eine Vuzinkonzentration 1 : 10 000 erhalten wird. Durch diese Maßnahme ist man in die Lage versetzt, auch von auswärts zugehende Serumproben auf Abwehrfermente zu untersuchen. Trotz tagelangen Transportes kommen sie in tadelloser Beschaffenheit an.

Von verschiedenen Seiten wurde behauptet, daß eine Autolyse des Serums einen Abbau vortäuschen kann. Wir haben über die Möglichkeit einer Serumautolyse eingehende Untersuchungen angestellt. Man muß es auf Grund unserer Versuche als sicher annehmen, daß eine Serumautolyse[4]) sich in einer Änderung des Refraktions- und Dispersionsvermögens bemerkbar gemacht hätte. Wir konnten bei steril aufbewahrten Serumproben keine Änderung der Refraktion und der Dispersion feststellen. Als andere allgemein bei Abwehrfermentuntersuchungen in Betracht zu ziehende Fehlerquelle wird das zuerst von PLAUT beschriebene Adsorptionsphänomen angegeben. ABDERHALDEN hat jüngst erst die Unhaltbarkeit des Plautschen Einwandes wiederum festgestellt. Er bediente sich dazu auch des Interferometers. Auch ich hatte schon früher darauf hingewiesen, daß die Möglichkeit von Adsorptionserscheinungen die Brauchbarkeit der interferometrischen Methode zum Studium der Abwehrfermente vollkommen illusorisch machen würde. Bringt man beispielsweise Serum einer Nichtschwangeren mit Placentaeiweiß zusammen und untersucht es in der oben angegebenen Weise, so wird nie die Spur eines Abbaues festgestellt werden. Eine Absorption müßte sich unter allen Umständen in einer Verschiebung der Interferenzstreifen erkennen lassen. Bringt man Serum mit einer größeren Menge eines kräftigen Adsorbens wie Kaolin zusammen, so bekommt man selbstverständlich durch die eingetretene Adsorption eine Abnahme der Serumkonzentration, die sich in einer Verschiebung der Interferenzstreifen zeigt. Ich möchte auch an dieser Stelle bemerken, daß sich eine bakterielle Verunreinigung des Serums immer an einer Konzentrationsverminderung, d. h. an einer Verschiebung der Interferenzstreifen nach der negativen Seite erkennen läßt.

W. JACOBI[5]) hat sich ebenfalls mit der von PLAUT beobachteten Erscheinung beschäftigt und das Interferometer zu seinen diesbezüglichen Untersuchungen benutzt. Seine Versuche ergaben, daß anorganische Substanzen einen Abbau vorzutäuschen imstande sind.

Sie können aber auch eine Verschiebung des Interferenzbildes entgegengesetzt der des gewöhnlichen Abbaues bewirken.

Wie es zu erklären ist, daß in derselben Versuchsreihe die eine anorganische Substanz ein positives, die andere ein negatives Resultat, in einer anderen die nämlichen Substanzen wieder entgegengesetzte Ergebnisse zeitigen, entzieht sich meiner Beurteilung. Individuelle Serumverhältnisse scheinen hier eine Rolle zu spielen. Auffallend sind die hohen interferometrischen Werte bei Vorlage von Stärke. Es mag zugegeben werden, daß es sich in diesen Untersuchungen nur um eine eiweißarme, nicht eiweißfreie Stärke gehandelt hat.

Ich bin hier den von JACOBI gezogenen Schlußfolgerungen gefolgt, kann mich aber mit diesen nicht einverstanden erklären. Die große Zunahme des Interferometerwertes, die einen Abbau vortäuscht, bei Stärke und bei dem kolloidlöslichen Kohlenpräparat Carcolid, beruht m. E. darauf, daß diese beiden Körper in Lösungen gegangen sind und dadurch eine Erhöhung der Konzentration des Serums bedingt haben. Man weist mit dem Interferometer eine Refraktionsänderung nach, diese Änderung kann sowohl eine Zunahme als auch eine Abnahme darstellen. Für gewöhnlich bedeutet eine Refraktionszunahme eine Zunahme der Konzentration, eine Refraktionsabnahme eine Verminderung derselben. Die Refraktion ist eine additive Eigenschaft, konstitutionelle Einflüsse machen sich allerdings geltend. Änderungen des Dispersitätsgrades, fermentative Spaltungen, welche eine Zertrümmerung größerer Komplexe in kleinere zur Folge haben, Umlagerungen u. a. haben auf die Größe der Refraktion einen Einfluß. Ich habe den Einfluß derartiger Reaktionen auf die Refraktion eingehenderen Untersuchungen[6]) unterzogen; sie sind mit dem Interferometer ausgezeichnet zu verfolgen. Ich konnte zeigen, daß mit der Gefahr einer Autolyse des Serums nicht zu rechnen ist. Die von JACOBI beobachtete Zunahme des Interferometerwertes nach Behandlung des Serums mit Stärke sowie mit kolloidaler Kohle ist nur auf ein In-Lösung-Gehen derselben zurückzuführen. Mit Bariumsulfat von JACOBI angestellte Versuche ergaben im Durchschnitt eine geringfügige Erhöhung des Interferometerwertes. JACOBI gibt keine Angaben darüber, ob er das Bariumsulfat einer Reinigung unterzogen hat, wie sie MARC[7]) für interferometrische Untersuchungen als notwendig vorschreibt. Käufliches Bariumsulfat enthält immer geringe Mengen löslicher Stoffe, die bei der Empfindlichkeit des Interferometers mit demselben nachzuweisen sind. Mit Kieselgur,

Talkum und Kaolin konnte JACOBI im Durchschnitt eine Abnahme der Konzentration feststellen. Diese Abnahme beruht darauf, daß durch diese Adsorbentien kolloide Stoffe aus dem Serum heraus adsorbiert wurden. Die Schwankungen, die JACOBI beobachtete, können insofern individueller Natur sein, als der Dispersitätsgrad des Serums schwankt. Ich erinnere hier nur an die Differenzen im Dispersitätsgrad des Serums von normalen bzw. luetisch erkrankten Personen. Auch bei Kieselgur, Talkum und Kaolin möchte ich auf die Notwendigkeit einer Reinigung derselben von löslichen Stoffen hinweisen. Ich möchte bemerken, daß ein Gehalt an löslichen Stoffen auch von Einfluß auf die Größe einer Abnahme der Interferometerwerte sein kann, insofern als hier die Abnahme durch Adsorption durch eine Zunahme der Interferometerwerte durch In-Lösung-Gehen löslicher Stoffe des Adsorbens kleiner erscheinen kann.

Auf Grund meiner sehr großen Erfahrung und auch auf Grund der Ergebnisse anderer Autoren mit der interferometrischen Methode glaube ich nach wie vor eine Bedeutung der von PLAUT beobachteten Erscheinung für die Abderhalden-Reaktion ablehnen zu können.

Zur Frage der Spezifität der Abwehrfermente untersuchte JACOBI[5]) das Serum von normalen Männern, normalen Frauen sowie von einigen Patienten auf Hoden- und Ovarienabbau. JACOBI wollte feststellen, ob das Serum von Männern nur Hoden, das von Frauen nur Ovarien abbaue. Aus seinen Untersuchungen folgert JACOBI: Eine strenge Geschlechtsspezifität der Abwehrfermente ist durch die interferometrische Methode nicht nachweisbar. Bei Prüfung auf Abbau der Geschlechtsdrüsen ergeben sich meist insofern quantitative Unterschiede, als das Serum von Männern einen stärkeren Abbau von Hoden, das von Frauen einen intensiveren von Ovarien ergibt. Setzt man das Serum eines Menschen mit Hoden und Ovarien an, so läßt sich aus der Art des Abbaues dieser Organe nicht erkennen, ob das Serum von einer männlichen oder weiblichen Person herrührt. Trotzdem kommt bei Berücksichtigung größerer Untersuchungsreihen den Abwehrfermenten eine relative Spezifität zu. Auffallend ist das Schwanken des Abbaues bei denselben Kranken bei Vorlage gleicher Organsubstrate in zeitlich allerdings auseinanderliegenden Untersuchungen. Ob diese Tatsache auf die vorgelegten Organsubstrate oder auf ein Schwanken in der Menge der Abwehrfermente bei derselben Versuchsperson zurückzuführen ist, wird noch zu prüfen sein.

Hierzu möchte ich folgendes bemerken: Auch ich habe wiederholt Abbau von Ovarien durch Männerserum und Abbau von Hoden durch Frauenserum beobachtet. Man muß sich darüber im klaren sein, daß einmal unsere Organpulver nicht nur allein spezifische Organzellen enthalten, sondern auch Bindegewebe. Ferner ist hier wohl auch daran zu denken, daß sowohl Hoden als auch Ovarien auf die gleiche Anlage bezüglich ihrer Entwicklung zurückgehen und die Differenzierung der Geschlechtsdrüsen erst später eintritt. Ich möchte hier auch an das häufig nachgewiesene versprengte Vorkommen von Ovarienzellen in Hoden und umgekehrt erinnern. Daß JACOBI bei Untersuchungen des Serums der gleichen Blutentnahme derselben Versuchsperson bei der Prüfung mit derselben Menge von Hoden und Ovarien, die von gleichem Präparate stammen, quantitativ zuweilen nicht unerheblich schwankende Abbauziffern erhält, ist auf eine Verschiedenheit der Teilchengröße dieser Organe zurückzuführen. Es ist ohne besondere Vorrichtungen, über die ein Laboratorium gewöhnlich nicht verfügt, unmöglich, ein Organpräparat von gleicher Teilchengröße herzustellen. Bei unseren Untersuchungen über die Trächtigkeit von Pferden haben wir[8]) bereits darauf hingewiesen. Es war dies mit der Hauptgrund, eine Zentralisierung der Herstellung von Organpulvern zur interferometrischen Methode anzustreben, und wir hoffen, diesem Ziele durch die Übertragung der Herstellung an eine Stelle nähergekommen zu sein bzw. es noch in einem noch größeren Maße zu erreichen. Zur Orientierung ausgeführte Versuche erwiesen die absolute Notwendigkeit des Einhaltens *genauer Vorschriften bei der Opzimherstellung* sowie der *Einhaltung des genauen Gewichtes der Substratmenge.*

Worin bestehen die *Vorteile einer quantitativen Methode* zum Studium der Abwehrfermente? Um dieser Frage nähertreten zu können, müssen wir zwei Punkte einer eingehenden Betrachtung unterziehen.

Erörtern wir zunächst einmal die Frage, gegen welche Organsubstrate Abwehrfermente gerichtet sein können, mit denen bei der Diagnose von Magenerkrankungen zu rechnen ist. Eine Gastritis verursacht die Bildung von Abwehrfermenten, die gegen normale Magenschleimhaut gerichtet ist. Ein Magenulcus verursacht Bildung von Abwehrfermenten gegen die von der Ulceration betroffenen Gewebe und gegen normale Magenschleimhaut. Unter

Umständen kann hier bei schwerem Ulcus auch die Möglichkeit der Bildung von Abwehrfermenten gegen normale Magenmuskulatur gegeben sein. Bei Magencarcinom finden wir Abwehrfermente gegen Magencarcinom und gegen normale Magenschleimhaut. Bei einem Sarkom des Magens treten Abwehrfermente gegen Magensarkom, normale Magenschleimhaut und normale Magenmuskulatur auf.

Wir wollen jetzt die obenerwähnten verschiedenen Organsubstrate, die bei der Diagnose von Erkrankungen des Magens in Betracht kommen, besprechen. Wir müssen uns darüber im klaren sein, daß es wohl möglich ist, ein Organsubstrat von normalen Schleimhautzellen und von normaler Muskulatur des Magens herzustellen, die frei von pathologischen Zellen sind. Es ist aber technisch unmöglich, Organsubstrate von Magencarcinom und von Magensarkom sowie von Magenulcus herzustellen, die frei von jeglichen normalen Zellen sind. Die Folge ist, daß z. B. ein Fall von Gastritis nicht nur allein normale Magenschleimhaut, sondern auch Magencarcinom, Magenulcus und Magensarkom abbaut. Nach dem eben Gesagten erscheint es unmöglich, durch Abwehrfermentuntersuchungen eine Differentialdiagnose zu stellen. Wir können durch Anwendung einer *quantitativen Methode* sehr wohl derartige Differentialdiagnosen stellen. Die Sicherheit wird noch erhöht, wenn wir bei derartigen Untersuchungen normale Leber, Lebermetastase eines Magencarcinoms sowie Lebercarcinom mit zu diesen Untersuchungen verwenden. Wie unsere Untersuchungen gezeigt haben, wird bei Gastritis in der Hauptsache normale Magenschleimhaut abgebaut. Die Carcinomsubstrate des Magens und der Leber werden kaum bzw. weniger angegriffen. Bei Fällen von Magencarcinom ist der Carcinomabbau am höchsten. Lebermetastasen von Magencarcinom zeigen ebenfalls oft hohen Abbau. Besonders wenn eine Metastasenbildung in der Leber vorhanden ist. Hier wird auch normale Magenschleimhaut abgebaut, doch steht die Abbaugröße meistens hinter dem Carcinomabbau zurück. Bei Sarkom ist außer dem Sarkomabbau auch ein Abbau der Magenmuskulatur festzustellen, dagegen ist Carcinomabbau auch von Lebermetastase quantitativ geringer.

Durch diese Ausführungen tritt die Bedeutung einer quantitativen Methode deutlich hervor. Es muß natürlich auch hier darauf hingewiesen werden, daß eine Untersuchung auf Abwehrfermente nur ein diagnostisches Hilfsmittel darstellt, da sie allein nicht eine absolut richtige Diagnose geben kann. Die Befunde des Klinikers, die er mit seinen altbewährten diagnostischen Methoden erhält, müssen bei der Beurteilung der Befunde, die eine Untersuchung auf Abwehrfermente ergibt, mitberücksichtigt werden. Ich denke, daß hierdurch die Bedeutung der Abwehrfermentuntersuchungen keineswegs herabgesetzt wird. Man darf keinesfalls in den Fehler verfallen, zu glauben, daß es möglich ist, durch eine Untersuchung auf Abwehrfermente im Laboratorium ohne jegliche Untersuchung des Patienten eine Diagnose stellen zu können. Aus meinen Erfahrungen möchte ich hier beispielsweise auf folgendes hinweisen: Gelegentlich verschiedener Untersuchungen von Fällen von Magenerkrankungen ergab die Untersuchung auf Abwehrfermente einen sehr großen Abbau von Leber, der auch mit den sonstigen Ergebnissen der Untersuchung keinerlei diagnostische Schlüsse erlaubte. Bei der Weiterverfolgung stellte sich bei diesen Fällen heraus, daß die betreffenden Patienten eine sehr starke positive Wassermann-Reaktion zeigten. Da auf Salvarsan die festgestellte Schwellung der Leber prompt zurückging, fand diese und der Leberabbau durch eine luetische Infektion ihre Erklärung. Um die eben erwähnten Punkte näher zu erklären, und die Technik derartiger Untersuchungen klarer demonstrieren zu können, mögen nachstehend einige diesbezüglichen Befunde angegeben werden:

	Abbau in Prozenten bei		
	Gastritis	Magenulcus	Magencarcinom
Normale Magenschleimhaut . .	5,11	13,14	9,49
Magencarcinom	1,46	7,73	19,85
Magenulcus	1,46	28,47	9,49
Normale Leber	2,88	2,19	3,67
Lebermetastasen-Magenca. . .	1,46	0,73	19,71
Lebercarcinom	0,73	1,46	8,30

Die Abbauprozentzahlen geben an, wieviel Prozent von dem Organsubstrat durch die Einwirkung der Abwehrfermente in Pepton abgebaut worden und in Lösung gegangen sind. Diese wenigen

Beispiele lassen deutlich erkennen, daß die interferometrische Methode eine *quantitative* Methode ist.

Wir hatten oben erwähnt, daß die Abderhalden-Reaktion anfänglich zur frühzeitigen Feststellung der Schwangerschaft benutzt wurde. Wir [mit GERMANN[8])] haben auch mit der interferometrischen Methode diesbezügliche Untersuchungen angestellt und in einer größeren Versuchsreihe einen frühzeitigen Trächtigkeitsnachweis bei Pferden zu stellen versucht.

Gerade hier ist die frühzeitige Feststellung der Trächtigkeit von größter volkswirtschaftlicher und züchterischer Bedeutung. In Deutschland ist der Pferdebestand durch den Krieg um etwa ein Fünftel des Friedensbestandes zurückgegangen. Er hat aber außerdem auch noch eine sehr starke Qualitätsentwertung erfahren, und unser wertvolleres, durch den Krieg herübergerettetes Zuchtmaterial haben wir noch an die Entente abliefern müssen. Da außerdem an eine nennenswerte Einfuhr von Pferden nicht zu denken ist, dürfte es wohl verständlich erscheinen, wenn von Seiten unserer Pferdezüchter alle Anstrengungen gemacht werden, unsere Pferdezucht zu heben. Ein hier günstig wirkendes Moment wäre es, wenn die Möglichkeit vorhanden wäre, früher als mit den bisherigen klinischen Methoden oder durch äußere Trächtigkeitsanzeichen möglich ist, über den Erfolg oder Nichterfolg des Deckaktes unterrichtet zu sein. Durchschnittlich bleiben nach tierzüchterischer Darstellung etwa 40% der Stuten unbefruchtet.

Die mittels der interferometrischen Methode angestellten Untersuchungen ergaben, daß man nichtträchtige Stuten von den trächtigen unterscheiden kann. Es ist eine Graviditätsdiagnose bei Stuten in einem sehr frühen Trächtigkeitsstadium möglich. Es gelang, vom 14. Tage nach dem erfolgten Belegen ab, die ganze Gestationsperiode hindurch spezifische, auf Placentaeiweiß eingestellte Abwehrfermente im Serum der Stuten nachzuweisen. Untersucht wurden 110 Pferde mit 96% richtiger Resultate.

Auch in theoretischer Beziehung sind diese Untersuchungen insofern wichtig, als die Pferde eine Placenta foetalis diffusa besitzen, deren Blutkreislaufverhältnisse eine Verschleppung von Zottenepithel unmöglich machen. Hierdurch ist die eingangs erwähnte Möglichkeit der Bildung von Abwehrfermenten durch Zerfallsprodukte oder Stoffwechselprodukte der Placenta sichergestellt.

WENDT[9]) versuchte die interferometrische Methode zum frühzeitigen Trächtigkeitsnachweis bei Schweinen. Bei 18 von 20 Ebern zeigte die Reaktion ein richtiges, d. h. negatives Resultat. Bei den übrigen beiden Tieren mißglückten die Versuche, da die Sera bakteriell zersetzt waren.

Bei 44 nichttragenden Sauen konnte in 38 Fällen eine richtige Diagnose gestellt werden; 3 Diagnosen waren falsch, 2 weitere mußten als fraglich bezeichnet werden. Eine Untersuchung mißglückte durch bakterielle Zersetzung. Die Untersuchung von 36 trächtigen Tieren ergab 35 richtige Diagnosen. Bei einer Sau konnte kein steriles Serum gewonnen werden. WENDT kommt zu folgenden Schlußfolgerungen:

1. Der negative Ausfall der Reaktion spricht mit hoher Sicherheit gegen die Trächtigkeit der Schweine, wenn der Deckakt wenigstens 4 Wochen zurückliegt.

2. Der positive Ausfall der Reaktion spricht für Trächtigkeit, ist aber für diese nicht absolut beweisend. Positives Ergebnis wird auch gelegentlich bei nichttragenden Sauen eintreten können, wenn unter pathologischen Verhältnissen unspezifische Fermente, insbesondere Verdauungsfermente, im Blute kreisen.

3. Die Feststellung der Trächtigkeit bei Schweinen gelingt häufig schon 8 Tage nach dem Deckakt, doch liegt innerhalb der dem Decken folgenden 4 Wochen eine bestimmte Gesetzmäßigkeit für das Auftreten der Abwehrfermente nicht vor. 4 Wochen nach dem erfolgreichen Deckakt läßt sich die Trächtigkeit stets nachweisen.

Zur Vervollständigung und Ergänzung der Arbeit von WENDT untersuchte SAX[10]), wann frühestens die Trächtigkeit bei Schweinen mittels der interferometrischen Methode festgestellt werden kann.

Insgesamt wurden 120 verschiedene Seren untersucht, davon 61 Seren von einwandsfreien nichtgedeckten Tieren und 59 Seren von gedeckten Tieren.

Von den 61 Versuchen mit ungedeckten Tieren ergab ein Serum einen kleinen Abbau, der wahrscheinlich durch hämolytisches Serum verursacht ist. Bei einem zweiten Serum ergab eine Probe ein falsches Resultat, während die Kontrollprobe ein richtiges Ergebnis lieferte. Offenbar liegt hier ein Versuchsfehler vor. Alle anderen Versuche stimmten mit dem Schlachtbefund überein.

Bei den gedeckten Tieren ergaben sich mit einer Ausnahme stets richtige Resultate.

Nach den vorliegenden Untersuchungen läßt sich die Frage, wann frühestens die Trächtigkeit mittels der interferometrischen

Methode festgestellt werden kann, dahin beantworten, daß man mit erheblichen individuellen Unterschieden rechnen muß, und daß sich demgemäß ein Zeitpunkt nur innerhalb gewisser Grenzen angeben läßt. Bei der Untersuchung von sich später als tragend erweisenden Sauen ergab sich bis zum 8. Tage nach dem Sprunge nie ein Abbau, am 9. und 10. Tage meist kein Abbau, ähnlich am 11. Tage. Deutliche Reaktionen beobachtete WENDT frühestens mit dem 13.—19. Tage. Bis zum 23. Tage nach erfolgreichem Sprunge waren in allen untersuchten Fällen spezifische Fermente nachzuweisen.

Die Untersuchungen ergeben also in Übereinstimmung mit WENDT, daß bei sorgfältiger Arbeit und einwandfreiem Material Fehldiagnosen bei der Feststellung der Trächtigkeit mittels der interferometrischen Methode bei Schweinen selten sind, und weiterhin, daß vorhandene Trächtigkeit bereits 2—3 Wochen nach dem Deckakt nachgewiesen werden kann.

Auf Veranlassung von HENSELER hat AMSCHLER[11]) ebenfalls die interferometrische Methode zur frühzeitigen Feststellung der Trächtigkeit bei Pferden benutzt. Die Ergebnisse seiner Untersuchungen können wie folgt zusammengefaßt werden: Trächtige Tiere können von nichtträchtigen unterschieden werden.

Bei Beobachtungen, die sich über das erste und letzte Drittel erstreckten, konnten folgende Feststellungen gemacht werden: Der Placentaabbau zeigt sich am stärksten bei einer durchschnittlichen Trächtigkeitsdauer von 10 Wochen, indem hier im Mittel ein Abbau von 70 Trommelteilen erreicht*) wurde. Mit 7—8 Wochen ist die Reaktion mäßig, 30—40 Trommelteile Abbau werden in dieser Zeit selten überschritten. Es besteht die Möglichkeit, mit 3 Wochen und sogar in Ausnahmefällen noch früher eine merkliche Reaktion zu erzielen. Obwohl AMSCHLER nur über eine geringere Zahl von Versuchen verfügt, glaubt er doch, mit aller Vorsicht noch folgende Schlußfolgerungen ziehen zu dürfen. Die verschiedenen Pferderassen scheinen Placenta in verschiedenem Grade abzubauen. Vollblut soll mehr abbauen als edles Halbblut. Sollen sich diese Verschiedenheiten der Rassensera beim Abbau von Placentaeiweiß weiterhin bestätigen, so glaubt AMSCHLER in der interferometrischen Methode ein neues Mittel an der Hand zu haben, zunächst wenigstens bei umfangreicherem Untersuchungs-

---

*) Die Trommelteile werden am Interferometer abgelesen und nun vorteilhaft, wie sonst angegeben, in Prozente Pepton umgewertet.

material Blutdifferenzen festzustellen, vielleicht sogar innerhalb von Blutlinien.

Diese weitgehenden Schlußfolgerungen von AMSCHLER sind sehr kritisch zu bewerten. Immerhin regen sie zur Nachprüfung an.

In jüngster Zeit berichtete POLLNER[12]) über Versuche zur Diagnose der Trächtigkeit bei Pferden, die er unter Leitung von STOSS ausgeführt hat. Die Untersuchung von Serum von Stuten, das mit Placentasubstanz vorbehandelt wurde, zeigte im Interferometer ein verschiedenes Ergebnis, je nachdem es sich um nüchterne oder gefütterte Pferde, um ,,güste" oder trächtige Stuten handelte.

Bei der Untersuchung ,,güster" Pferde in nüchternem Zustand konnte im Interferometer nach der Behandlung eines einwandfreien Serums mit Placentasubstanz keine Änderung der optischen Eigenschaften des Serums festgestellt werden, bei gefütterten ,,güsten" Pferden ließ sich eine Verschiebung des Interferenzbildes erkennen, was auf eine stattgefundene Konzentrationserhöhung des Serums schließen läßt. In weit höherem Maße konnte das Phänomen der Verschiebung des Interferenzbildes bei allen tragenden Stuten festgestellt werden, wenn man von dem Serum, das infolge bakterieller Zersetzung oder sonstiger Verunreinigung negative Werte ergab, absieht. Auf Grund seiner Versuche sieht POLLNER die Auffassung bestätigt, daß bei trächtigen Stuten sich im Serum Fermente befinden, welche die Eigenschaft haben, Placentaorganpulver abzubauen und dadurch mittels des Interferometers als Indicatoren für Trächtigkeit verwendet werden können.

Unsere Versuche, die interferometrische Methode auch zur frühzeitigen Trächtigkeitsdiagnose bei Wiederkäuern, speziell beim Rinde anzuwenden, schlugen bisher fehl. Hier stören die ständig im Blute kreisenden unspezifischen Verdauungsfermente. Beim Pferde sowie beim Schwein können diese Fermente dadurch ausgeschaltet werden, daß man die Blutproben zur interferometrischen Methode immer von nüchternen Tieren entnimmt. Wir hoffen, daß es gelingen wird, auch beim Rinde durch geeignete Maßnahmen diese Fehlerquelle auszuschalten.

Die angeführten Arbeiten der verschiedenen Autoren über die frühzeitige Trächtigkeitsfeststellung bei Haustieren beweisen die Zuverlässigkeit der interferometrischen Methode. Erfahrungen in der Humanpraxis zur frühzeitigen Feststellung der Schwangerschaft liegen nicht vor. Aus meinem Material will ich nur 25 Fälle, die zusammenhängend untersucht wurden, herausgreifen. Unter diesen 25 Fällen befanden sich 16 Schwangere, 7 Nichtschwangere, einmal wurde Männerserum eingesandt. Bei sämtlichen Fällen war mir die Diagnose nicht bekannt. Das Männerserum reagierte negativ auf Placenta. Sämtliche Nichtgraviden bauten Placenta nicht ab. Von den 16 Schwangeren gaben 15 Fälle richtiges Ergebnis. Der eine Fall gab bei zweimaliger Untersuchung ein negatives, also falsches Ergebnis. Wir haben also bei den untersuchten 25 Fällen 23 richtige und zweimal bei dem gleichen Fall ein falsches Resultat.

Untersuchungen auf Abwehrfermente bei Infektionskrankheiten, auf größerer Basis angestellt, versprechen zu interessanten Ergebnissen zu führen. Im allgemeinen ist hier bezüglich der Abwehrfermente mit zwei Möglichkeiten zu rechnen: Die Abwehrfermente können einmal gegen die betreffenden Krankheitserreger, zum anderen gegen das bzw. die erkrankten Organe gerichtet sein. Wegen der gegen die erkrankten Organe gerichteten Abwehrfermente sind folgende Punkte zu erörtern: Die Abwehrfermente können gegen das erkrankte, d. h. pathologisch veränderte Organ gerichtet sein. Sie können aber auch auf das entsprechende normale Organ eingestellt sein. Auch eine Kombination in der Art, daß sowohl das pathologische Organ, als auch das normale Organ abgebaut wird, ist denkbar. Z. B. kann ein tuberkulöser Herd in einem Organ die anderen an sich ungeschädigten Organzellen derartig beeinflussen, daß diese anormale Stoffwechselprodukte an die Blutbahnen abgeben. Diese Stoffwechselprodukte wie auch der pathologische Herd veranlassen nun die Bildung spezifischer Abwehrfermente, die ihrerseits sowohl normales als auch krankhaft verändertes Organ abbauen.

Wir (mit MAYER-PULLMANN)[13] haben zunächst erst Untersuchungen mit der Abwehrfermentreaktion bei Rindertuberkulose angestellt. Wir haben gerade die Rindertuberkulose gewählt, weil wir einerseits in der Lage waren, sämtliche Befunde durch die Schlachtung zu kontrollieren. Andererseits verfügten wir hier in S.-W.-Eisenach über Fälle, die nach dem Ostertagschen Verfahren untersucht waren. Wir hatten auch hierdurch die Möglichkeit, die Ergebnisse, die die Untersuchung mittels der interferometrischen Methode zum Studium der Abwehrfermente lieferte, dem diagnostisch verwandten Ostertagschen Verfahren gegenüberzustellen.

Die zur Kontrolle mituntersuchten normalen Tiere zeigten mit einer Ausnahme keinerlei Abbau irgendeines der vorgelegten Substrate. Von den kranken, aber nichttuberkulösen Tieren zeigte ein an Metritis chronica erkranktes keinen Abbau. Eine am Festliegen erkrankte Kuh ergab nur Abbau von Milz. Der Schlachtbefund ergab, daß eine Milzschwellung vorhanden war. Eine Kuh, bei der der Schlachtbefund verkäste Echinokokken ergeben hatte, zeigte im Abbauversuch nur Abbau von normaler Lunge. Tuberkulöse Lungenlymphdrüsen und normale Lungenlymphdrüsen waren nicht angegriffen worden.

Die untersuchten tuberkulösen Tiere zeigten alle einen spezifischen Abbau. Von einem Vergleich zwischen der Größe des Abbaues des betreffenden Organsubstrats und dem Alter und Umfang des tuberkulösen Prozesses zu ziehen, möchten wir vorläufig noch absehen, da unser Material noch zu gering ist, um zu derartigen Schlußfolgerungen berechtigt zu sein. Die Ergebnisse standen mit dem Schlachtbefund in sehr gutem Einklang. Wir sehen sie als eine wertvolle Unterstützung für die Richtigkeit der behaupteten Spezifität der Abwehrfermente an. Eine weitere Verfolgung des angeschnittenen Problems an einem größeren Material wird sicher zu interessanten Resultaten führen, die für den Mediziner von Bedeutung sein werden.

KÜSTER und HESS[14]) haben 49 Rinder auf Rindertuberkulose mittels der interferometrischen Methode untersucht. Auch hier wurden die interferometrischen Befunde durch genaue Untersuchungen nach der Schlachtung kontrolliert.

22 Rinder wurden interferometrisch als tuberkulös erkannt, 21 mal bestätigte die Schlachtung die Diagnose. In einem Falle — es handelt sich hier um eine ausgesprochene Kachexie — konnte kein tuberkulöser Abbau trotz Bestehens von Tuberkulose festgestellt werden. Die Abbaugröße war bei den einzelnen Tieren sehr verschieden. Tuberkulöse, aber dennoch kräftige und gutgenährte Tiere zeigten einen hohen Abbau von tuberkulösen Organen und Tuberkelbacillen. Tiere mit Kachexie wiesen geringe Abwehrfermentbildung auf. Bei frischen Infektionen wurden mehr Abwehrfermente festgestellt als bei alten abgekapselten Herden. Von 27 Rindern, die sich bei der Schlachtung als tuberkulosefrei erwiesen, ergaben 23 keinen Abbau von tuberkulösen Organen oder Tuberkelbacillen. In 4 Fällen wurde ein Abbau

festgestellt; die durchschnittliche Höhe des Abbaues hielt sich in diesen 4 Fällen jedoch beträchtlich unter der der sicher tuberkulös erkrankten Tiere. KÜSTER und HESS erachteten bei ihrer ersten Veröffentlichung den obenerwähnten nichtabbauenden Tuberkulosefall sowie die eben genannten abbauenden vier gesunden Fälle als Fehlresultate.

KÜSTER hat jedoch neuerdings diese Ansicht dahingehend modifiziert, daß bei jeder interferometrischen Untersuchung und insbesondere bei Untersuchungen auf Tuberkulose drei Stadien des Abbaues quantitativ und diagnostisch unterschieden werden müssen:

1. Das bestimmte Organsubstrat wird gar nicht oder nur wenige Trommelteile bzw. Prozent abgebaut: das Organ ist gesund. Der Abbau erklärt sich durch physiologischen Umsatz in dem Organzellenbestand.

2. Das bestimmte Organsubstrat wird in mittlerer, durch die Erfahrung festgelegter Höhe abgebaut: das entsprechende Organ befindet sich im Anfangsstadium der Erkrankung bzw. in gesteigertem, aber noch physiologischem Zellenumsatz (korrelative Beeinflussung).

3. Das Organpulver zeigt hohen Abbau: das dazugehörige Organ ist in spezifischer Weise erkrankt.

Trotz der verhältnismäßig kleinen Zahl der untersuchten Fälle glaubt KÜSTER schon heute berechtigt zu sein, der interferometrischen Methode eine diagnostische Bedeutung für die Rindertuberkulose zuzusprechen und sie als Hilfsmittel bei der Tuberkulosetilgung der Beachtung zu empfehlen.

Auf dem vorjährigen Mikrobiologentag in Göttingen berichtete KÜSTER[15]) über Untersuchungen mittels der interferometrischen Methode an humanen Tuberkulosefällen. Zu den Untersuchungen wurden klinische Fälle benutzt, die durch BODE im Kreiskrankenhaus in Homburg klinisch, röntgenologisch und spezialärztlich chirurgisch gesichert waren. KÜSTER untersuchte das Serum dieser Patienten, teilweise wiederholt interferometrisch. Des weiteren wurde eine Serumprobe der gleichen Fälle gleichzeitig im Kaiser-Wilhelm-Institut für experimentelle Therapie zu Berlin-Dahlem nach Wassermann auf aktive Tuberkulose untersucht. Insgesamt wurden bisher 35 Fälle untersucht. 3 Fälle rechnet KÜSTER als klinisch tuberkulosefrei. Nach der interfcrometrischen Untersuchung sind diese 3 Fälle als positiv, also als falsch diagnostiziert zu betrachten, während sie durch die Wassermannsche Reaktion auf aktive Tuberkulose als nicht aktiv, d. h. als richtig angesprochen wurden. 7 Fälle erscheinen klinisch als tuberkuloseverdächtig. Von diesen wurden nach Wassermann 3 aktiv, 3 zweifelhaft und 1 negativ befunden. Nach dem Ergebnis der interferometrischen Untersuchung erscheinen 5 positiv und 2 fraglich. Bei den klinisch negativen und den klinisch zweifelhaften Fällen zeigte sich ein deutliches Ausschlagen nach der positiven Seite bei der interferometrischen Untersuchung, d. h. die interferometrische Untersuchung ist außerordentlich empfindlich, wesentlich empfindlicher als die Wassermann-Reaktion auf aktive Tuberkulose. Weitere Untersuchungen müssen hier ergeben, wann der Ausschlag als pathognomisch, wann er noch als Ausdruck einer physiologisch gesteigerten, aber noch nicht krankhaften Organtätigkeit aufzufassen ist. 24 Fälle von klinisch sicherer Tuberkulose erscheinen alle nach der interferometrischen Untersuchung positiv. Nach der Wassermannschen Reaktion bleiben 9 zweifelhaft und 9 negativ, während in 6 Fällen die klinische Tuberkulose als aktiv befunden wird. Von 2 Fällen mit offener Lungentuberkulose wird der eine aktiv, der andere nichtaktiv gefunden.

Über Untersuchungen mittels der interferometrischen Methode und ihre Bedeutung für die Chirurgie berichteten KÜSTER und BODE[16]) auf einer Sitzung der Mittelrheinischen Chirurgenvereinigung in Gießen. Die Anregung zur Aufnahme der interferometrischen Methode für die Bedürfnisse der Praxis gaben Erfahrungen aus der Magenchirurgie, wo es selbst bei der Operation noch nicht möglich war, mit Bestimmtheit zu sagen, ob das vorliegende Leiden ein einfaches Ulcus oder ein Carcinom war. Es sind dies Fälle, wo ein circumscript-callöses Geschwür vorliegt, das zum Teil mit der Leber oder dem Pankreas oder sonstigen Organen der Nachbarschaft fest verwachsen ist, ohne größere Drüsenmetastasen. ,,In solchen Fällen ist der Chirurg in einer sehr peinlichen Situation. Er hat einen Befund vor sich, der makroskopisch ebensogut für einen gutartigen wie für einen bösartigen Magentumor gelten kann und meist erst später histologisch genau bestimmt wird. Und doch ist bezüglich der zu ergreifenden operativen Maßnahmen eine schnelle und bedeutungsvolle Entscheidung notwendig. Handelt es sich tatsächlich um ein Carcinom, so muß, wenn es irgend noch geht, der gefährlichere Eingriff, die Resektion bis ins gesunde Gewebe, vorgenommen werden, erscheint der Fall aber gutartig, so kann auch durch eine weniger eingreifende Operation Heilung des Leidens angebahnt und auch tatsächlich erreicht werden. Die Wahl der Operationsmethode entscheidet unter Umständen nur zu leicht über Leben und Tod des Kranken. Diese Erwägungen führten dazu, die interferometrische Untersuchung heranzuziehen, um durch sie schon vor dem Eingriff in der Differentialdiagnose zwischen gutartigen und bösartigen Magenleiden weiterzukommen. Wenn die auf die Methode gesetzten Hoffnungen sich in vollem Umfange erfüllen sollten, so wäre sie der Probeexcision bei oberflächlich gelegenen Tumoren zur mikroskopischen Analyse gleichzusetzen.

Im Zusammenhang betrachtet, ergab sich für die zahlreich interferometrisch untersuchten Magenfälle, wie sie uns das Material des Allgemeinen Krankenhauses (Homburg) brachte, daß der vorher interferometrisch ermittelte Serumbefund mit der nachfolgenden histologischen Untersuchung im großen und ganzen stets übereinstimmte. Wir bekamen bei der Untersuchung einen ziemlich starken Abbau auf Magencarcinomsubstrat in allen pathologisch-anatomisch später als Carcinom bestätigten Fällen.

Bei der Deutung der interferometrischen Ergebnisse lag für uns anfangs eine gewisse Schwierigkeit und Unsicherheit darin, daß die Abbauresultate vielfach sowohl auf einen gutartigen wie auf einen bösartigen Befund hinzuweisen schienen. Nach eingehender Beschäftigung mit der Methode konnten wir uns aber überzeugen, daß derartige Befunde sich nicht ausschließen oder gegen die Methode verwerten lassen, im Gegenteil eher einen Beweis für ihre Genauigkeit und Leistungsfähigßeit abgeben."

Die beiden Autoren haben ebenfalls von der interferometrischen Methode auch bei außerhalb des Magendarmkanals liegenden Tumoren mit Erfolg Gebrauch gemacht. Sie bekamen bei Geschwülsten der Mamma gute und sichere Werte, nicht allein in Beziehung auf die Frage, ob ein Carcinom überhaupt vorlag oder nicht, sondern in gewissem Sinne auch nach Richtung des histologischen Baues des vermeintlichen Tumors. So ergab z. B. die interferometrische Untersuchung des Serums bei einer Patientin mit einem kleinen, auf der Unterlage verschieblichen glatten, nicht druckempfindlichen Tumor der Mamma, der gegen die Umgebung scharf abgegrenzt war und klinisch für ein einfaches Fibrom gehalten wurde, einen Abbau von 72 Trommelteilen Mammafibroms und 67 Trommelteile Mammacarcinom; ein anderer Fall 23 Trommelteile Abbau von Mammacarcinom und 14 Trommelteile Mammafibrom. Die spätere pathologisch-histologische Untersuchung stellte ein „solides Drüsenzellencarcinom", im zweiten Falle ein „diffus infiltrierendes scirrhöses Drüsenzellencarcinom" fest. Die interferometrische Untersuchung hatte also dem mikroskopischen Befund deutlich Rechnung getragen und entsprechend dem vorhandenen Fibromcarcinom einen gleichzeitigen Abbau von Epithelzellen und Stützsubstanz angegeben. KÜSTER und BODE erhielten noch gute Zahlenwerte für die Feststellung von Carcinom des Uterus, ebenso bei Carcinom der Pleura, Lunge, des Gehirns und anderer Organe.

Später faßte BODE[17]) seine Erfahrung über die interferometrische Methode speziell bei Magenerkrankungen wie folgt zusammen:

„Wenn ich die von uns interferometrisch untersuchten und im Anschluß daran operierten oder obduzierten Fälle von Magenerkrankungen, insbesondere des Magenulcus und -carcinoms, in Betracht ziehe, so ergibt sich mir als Resultat, daß der vorher interferometrisch erhaltene Serumbefund der späteren histologischen Untersuchung im großen und ganzen entsprach. Wir bekamen bei der Untersuchung einen ziemlich starken, in den einzelnen Fällen verschieden großen Abbau auf Magencarcinomsubstrat in allen den später als Carcinom nachgewiesenen Fällen. Ich habe es deshalb in meinem Krankenhaus zum Prinzip erhoben, bei allen Magenfällen stets das Serum des Patienten interferometrisch untersuchen zu lassen, und glaube durch die Anwendung dieser Methode doch eine Reihe von Vorteilen besonders für die operativen Fälle im Verhältnis zu früher buchen zu müssen. Je nach Maßgabe des Untersuchungsbefundes kann man sich mit einfacheren und weniger eingreifenden Operationen begnügen, wenn in Übereinstimmung mit den übrigen klinischen Untersuchungsmethoden der interferometrische Befund auf Carcinom negativ ausfällt, muß aber entgegengesetztenfalls auch bei makroskopisch gutartigem Aussehen stets die Resektion vornehmen. Wie wertvoll ein solcher Aufschluß für die Entschließungen des Operateurs ist, brauche ich hier nicht erst besonders zu betonen. Ich will nur darauf hinweisen, welchen Vorteil es bedeutet, wenn wir bei der einfachen gutartigen

Magenstenose infolge Narbenschrumpfung für den Fall, daß wir trotzdem des natürlicheren Abflusses wegen resezieren wollen, nur die verengerte Stelle selbst hinwegzunehmen brauchen und ohne den Kranken zu schädigen, durch Sparen an Magen- und Duodenalmaterial die Operation uns dadurch technisch wesentlich erleichtern. Auch dürfen wir nicht vergessen, daß wir in der Regel bei unseren Resektionen vielfach noch normale, gut funktionierende Schleimhaut, mehr als notwendig ist, opfern aus Furcht, daß es sich doch um Carcinom handle und Krebszellen in der Umgebung des Magengeschwürprozesses zurückbleiben könnten. Ferner bedeutet es m. E. einen großen Fortschritt, wenn sich uns die Möglichkeit bietet, nach erfolgter Operation und Heilung mit Hilfe des interferometrischen Verfahrens dauernd den Kranken weiterzukontrollieren. Haben wir bei Vorliegen des Carcinoms radikal operiert, so muß nach Verlauf einer gewissen Zeit die Interferometeruntersuchung auf Krebs negativ ausfallen und bei dauernder Rezidivfreiheit negativ bleiben. Zeigt sich später wiederum ein allmählich zunehmender Abbau auf Carcinom im Serum, so liegt begründeter Verdacht auf Entstehung eines lokalen oder metastatischen Rezidivs vor, und man kann schon vor Ausbreitung des Prozesses, vor Auftreten der übrigen Symptome, eventuell durch eine energische Röntgenbehandlung, die Rückbildung des sich entwickelnden Tumors in die Wege zu leiten versuchen oder sich zu einem neuen operativen Eingriff schon frühzeitig entschließen. Nicht selten klagen die Kranken im Anschluß an eine Operation nach kürzerer oder längerer Zeit über Auftreten neuer Beschwerden, die oft lediglich auf mechanische Störungen an der Operationsstelle oder auf Veränderung des Magenchemismus zurückzuführen sind, aber niemals sicher die ersten Anfänge eines Rezidivs unmöglich erscheinen lassen. In solchen Fällen wäre die Methode imstande, viel zur Klärung der Sachlage und Beruhigung der Patienten beizutragen, auch bei solchen Kranken, die an einem zweifellos gutartigen Magenulcus leiden, ob die günstige Auffassung noch eine richtige ist. Sie sehen also schon aus diesen kurzen Andeutungen die vielfachen Möglichkeiten, die uns die interferometrische Messung des Blutserums für die Praxis gerade in den unsicheren Fällen bezüglich der Diagnose und der Frage der inneren oder chirurgischen Behandlung zu bieten vermag."

KÜSTER untersuchte bisher 78 Fälle von Carcinomen, Sarkomen, Fibromen und Ulcus. $70^0/_0$ wurden interferometrisch richtig diagnostiziert, $30^0/_0$ waren zweifelhaft oder falsch*).

---
*) Vgl. auch hier die Arbeit von MAURER und BANSI. Klin. Wochenschr. 4. Jg., S. 825–826. 1925.

Duwe[18]) untersuchte 16 Fälle von klinisch und histologisch einwandfreiem Carcinom. Sämtliche Fälle ergaben in Übereinstimmung mit dem klinischen Befund eine positive Carcinomreaktion. Diese Fälle waren entweder nicht behandelte frische oder Rezidivfälle. Eine Bestrahlung mit Röntgenstrahlen oder Mesothorium hatte nicht stattgefunden. 14 untersuchte bestrahlte Carcinomfälle ergaben, wie zu erwarten war, undeutliche Ergebnisse. Diese sind auf den Einfluß der Bestrahlung zurückzuführen. 8 untersuchte carcinomfreie Fälle ergaben einwandfreie Resultate, insofern als bei keinem der untersuchten klinisch carcinomfreien Fälle die Reaktion positiv ausfiel.

Quantitative Untersuchungen auf Abwehrfermente sind für den Arzt von größter Bedeutung. Besonders wertvoll haben sie sich bei Erkrankungen an endokrinen Drüsen gezeigt, da bei solchen Erkrankungen Korrelationen zwischen den einzelnen endokrinen Drüsen bestehen. So ist man z. B. bei Fettsucht instand gesetzt, festzustellen, ob die Fettsucht hypophysären, thyreogenen oder genitalen Ursprungs ist. Auch die Untersuchung der Organabbauverhältnisse bei Hauterkrankungen verspricht zu interessanten Ergebnissen bei Anwendung der quantitativen interferometrischen Methode zu führen, da wir nach den Untersuchungen von Marburg, Brock, Bloch u. a. bereits über Beziehungen der Drüsen mit innerer Sekretion zu Hautkrankheiten wertvolle Einblicke besitzen. Die ganze Behandlung von Insuffizienz endokriner Drüsen mit Organpräparaten wird durch solche Abwehrfermentuntersuchungen eine wissenschaftlich exakte Grundlage für eine zielbewußte Therapie erhalten. Das Studium der Erkrankungen endokriner Drüsen ist noch im Anfangsstadium. Wir müssen unsere Untersuchungen auf Abwehrfermente nicht nur allein an Kranken ausführen, sondern wir müssen auch das Serum von Gesunden auf die Abbauverhältnisse studieren. Viele als normal zu bezeichnende Vorgänge, wie Menstruation z. B., spiegeln sich in einer Beeinflussung der endokrinen Drüsen wider und bewirken einen Abbau. Die Drüsen der inneren Sekretion werden manchmal dysfunktionieren, ohne daß eine Anormalität vorliegt. Es muß erst die Höhe des „normalen Abbaues" festgestellt werden, damit wir Normalzahlen gewinnen. Hierzu eignet sich nur eine quantitative Methode. Der Wert der Abderhalden-Reaktion wird hierdurch in keiner Weise beeinträchtigt.

Bei pathologischen Fällen müssen wir bei Abwehrfermentuntersuchungen auch das Vorhanden- oder Nichtvorhandensein von Fieber in Rechnung ziehen, da bei Fieber sicher Protoplasma von Körperzellen zerstört wird und hierdurch Bedingungen gegeben sind, die zur Mobilmachung von Abwehrfermenten führen. Ebenso muß die medikamentöse Therapie berücksichtigt werden.

Es ist gerade bei solchen Fällen, wo Störungen der Drüsen mit innerer Sekretion in Betracht kommen, notwendig, zu wissen, ob der Fall vorbehandelt oder unvorbehandelt zur interferometrischen Untersuchung kommt, damit man das Ergebnis der Untersuchung richtig interpretieren kann. Ich möchte nicht nur allein darauf hinweisen, daß außer den organotherapeutischen Präparaten auch viele andere auf die Funktion endokriner Drüsen eine Wirkung ausüben, sondern daß auch die heute so beliebte spezifische als auch unspezifische Reiztherapie die endokrinen Drüsen beeinflußt. Diese Beeinflussung geht doch so weit, daß einzelne Autoren die unspezifische Reiztherapie direkt zur Behandlung endokriner Erkrankungen vorschlagen. Wir müssen uns bei der Beurteilung der Ergebnisse einer interferometrischen Untersuchung immer darüber im klaren sein. Wir können erkennen, daß man beispielsweise bei irgendeiner Hautkrankheit, die der Behandlung durch irgendwelche reiztherapeutischen Maßnahmen getrotzt hat, deren Entstehung auf endokrine Drüsen zurückgeführt wird, durch eine interferometrische Untersuchung des Serums keinerlei wertvolle Ergebnisse erhalten kann, während wir bei einem analogen Fall, der unvorbehandelt zur Untersuchung kam, Erfolg haben.

Über Erfahrungen mit der interferometrischen Methode bei Erkrankungen der Drüsen mit innerer Sekretion liegen bisher noch keine Veröffentlichungen zusammenfassender Art vor. HIMMELREICH[19]) veröffentlichte einen Fall.

Die Mutter eines elfjährigen Knaben mit hereditärer hypothyreoidistischer Belastung, bei welchem sich postinfektiös das Krankheitsbild der hypophysären Fettsucht entwickelt hat, klagte seit über einem Jahr über schmerzhafte Schwellungen an Unterarm und Fingern. Nach dem klinischen Bilde und der vorher vielseitigen, aber erfolglosen Behandlung war HIMMELREICH von vornherein geneigt, die Schwellungen als mit der Thyreoidea in Zusammenhang stehend anzusprechen. Die interferometrische Untersuchung des Serums der Patientin ergab:

Epiphyse	Abbau	0%
Hypophyse	,,	5,88%
Nebenniere	,,	2,94%
Ovarien	,,	2,21%
Schilddrüse	,,	42,64%

Die auf Grund dieses Befundes von HIMMELREICH eingeleitete Thyreoidinbehandlung brachte bei der Mutter auch rasch einen guten Erfolg, während der Knabe unbeeinflußt blieb. Das Serum des Knaben konnte leider nicht auf Abwehrfermente untersucht werden, da der Patient vor jedem Nadelstich Furcht hatte.

Leider ist dies nur der einzige Fall, der aus Dr. Lahmanns Sanatorium Weißer Hirsch veröffentlicht wurde. Bereits HIMMELREICH wies in seiner Veröffentlichung darauf hin, daß sie bei Verdacht auf innersekretorische Störungen die interferometrische Methode benutzen und ihren großen Wert als diagnostische Hilfe in vielen Fällen sehr schätzen gelernt haben.

W. JACOBI[19a]) untersuchte das Serum von Geisteskranken auf Abwehrfermente mittels der interferometrischen Methode. In einer ersten Arbeit berichtet JACOBI über Untersuchungen zur Frage der schizophrenen Geistesstörung.

Die Ergebnisse der Untersuchungen an 50 Dementia-praecox-Kranken sind kurz folgende: Geprüft wurde der Abbau von Ovarien, Pankreas, Schilddrüse, Hypophyse, Großhirn und Rückenmark, sowie in der Mehrzahl der Fälle auch Hirnstamm. Es war nicht möglich, hebephrene und katatone Fälle durch Art oder Intensität des Abbaues mittels der interferometrischen Methode zu unterscheiden. Die paranoide Form der Dementia praecox war in den untersuchten 6 Fällen durch geringe Intensität der Abwehrfermentwirkung ausgezeichnet. Bei der Darstellung der Durchschnittswerte von sämtlichen untersuchten Dementia praecox-Fällen ergibt sich, daß der Abbau bei männlichen Kranken ein geringerer war als bei weiblichen. Es beruht dies wohl darauf, daß von weiblichen mehr akute, von männlichen mehr chronische Fälle untersucht wurden. Der Hoden- bzw. Ovarienabbau überragte den der anderen Organe, bei weitem den des Gehirns. JACOBI hat gleichfalls auch Untersuchungen darüber angestellt, ob die interferometrische Methode differentialdiagnostisch gegenüber den anderen Psychosen, besonders der Hysterie Aufschlüsse gibt. Diese Frage verneint JACOBI auf Grund seiner Ergebnisse.

JACOBI[5]) teilte in einer zweiten Arbeit weitere Ergebnisse über psychiatrisch-interferometrische Studien mit. Die Resultate seiner Einzeluntersuchungen lassen sich wie folgt zusammenfassen:

Er konnte bestätigen, daß auch bei sog. normalen ein Abbau innersekretorischer Organe, in geringerem Maße auch von Gehirn und Rückenmark festzustellen ist. Bei Männern überwiegt der Schilddrüsenabbau mit 11,8%, bei Frauen der Ovarienabbau mit 14,07%, bei den übrigen Organen lag der Abbau unter 10%, bei Großhirn etwa 3,4%. Einzelne Charaktertypen sind nicht durch bestimmte Abbauformeln gekennzeichnet, etwa in dem Sinne, daß reizbare Persönlichkeiten durch Schilddrüsen-, depressive Naturen durch Leberabbau ausgezeichnet sind. Bei Hysterie und Manie verlaufen die Abbaukurven in naher Fühlung, überkreuzen und überlagern sich. Die Hysteriekurve erreicht mit einem Geschlechtsdrüsenabbau von 13,088% und einem Schilddrüsenabbau von 12,301%, die Maniekurve mit einem Geschlechtsdrüsenabbau von 14,300% und einem Schilddrüsenabbau von 13,464% ihre Höhepunkte.

Die Paralysekurve hat eine deutliche Tendenz, in Richtung Großhirn, Stammhirn anzusteigen. In naher Fühlung mit ihr verläuft die Epilepsiekurve. Bei beiden liegen die höchsten Abbauwerte beim Großhirn, bei ersterer mit 15,372%, bei letzterer mit 16,296%.

Es muß berücksichtigt werden, daß nur Fälle von epileptischer Demenz zur Untersuchung herangezogen wurden.

Die Betrachtung der graphisch dargestellten Einzelfälle von Epilepsie ergibt eine starke Unruhe der Kurve. Diese erklärt sich daraus, daß die serologische Untersuchung des Blutes teils im Intervall, teils kurze Zeit nach einem stattgehabten Anfall vorgenommen wurde. Wie die Zusammenstellung zeigt, wurden nach den Anfällen deutlich niedrigere interferometrische Werte erhalten als vor diesen. Diese Beobachtung setzt den epileptischen Paroxysmus in Beziehung zu anaphylaktischen Zuständen, während deren von SALUS eine Abnahme der Menge der Abwehrfermente festgestellt wurde.

Die Kurve der Dementia praecox beginnt mit einem Höchstwert des Geschlechtsdrüsenabbaues (20,192%) und senkt sich über Schilddrüse (17,789%), Hypophyse (14,046%) langsam zu Großhirn-Stammhirn (11,765% zu 10,553%) herab.

Die Amentiakurve, die bei weitem die übrigen überwiegt, stützt sich nur auf 2 Fälle, darf also demzufolge nicht hoch veranschlagt werden.

Rein quantitativ lassen sich zwei Gruppen unterscheiden. Die erste faßt die bei Normalen, Hysterischen und Manischen, die zweite die bei Epilepsie, progressiver Paralyse, Dementia praecox und Amentia gewonnenen Resultate zusammen. Bei jener liegen die Resultate um 10%, bei dieser um 15% herum.

Außer diesen Einzeluntersuchungen stellte JACOBI an einzelnen Kranken, die klare Krankheitsbilder boten, fortlaufende Reihenuntersuchungen an. Es sollte festgestellt werden, ob ein Parallelismus zwischen serologischem und klinischem Befund vorlag. Diese Untersuchungen ergaben:

Die hier gewonnenen Resultate stehen in gutem Einklang mit den bei den Einzeluntersuchungen gefundenen Durchschnittswerten. Auch hier findet sich ein quantitativ geringerer Abbau bei Hysterie und Manie als bei den übrigen Krankheitsbildern.

Beim manisch-depressiven Irresein herrscht der Schilddrüsenabbau in der manischen Phase vor. Auffallend ist das Ansteigen der Kurve in Richtung Leber während der depressiven Periode. Der Schilddrüsen- resp. Leberabbau läuft nicht parallel der Schwere des klinischen Krankheitsbildes. Überhaupt lassen sich aus den serologischen Formeln keine Beziehungen zum klinischen Verlauf konstruieren. Das tritt besonders bei der progressiven Paralyse im Gehirnabbau in Erscheinung. Schilddrüsenabbau gibt keine Anhaltspunkte für das Vorliegen einer expansiven Form der Paralyse. Bei Epilepsie fallen erneut die niedrigen Abbauwerte nach den Anfällen auf. Die verschiedenen Untergruppen der Dementia praecox sind nicht durch bestimmte Abbautypen charakterisiert. Auch bei Durchsicht der Reihenuntersuchungen gewinnt man den Eindruck, daß nur beim Überblicken größerer Untersuchungsreihen gewisse allgemeine Abbautendenzen in Erscheinung treten.

Die allgemeinen Durchschnittswerte der Einzel- und Reihenuntersuchungen ergeben folgendes: Bezüglich der einzelnen Krankheitsgruppen ergeben sich keine wesentlich neueren Gesichtspunkte, als bei gesonderter Betrachtung der Einzel- und Reihenuntersuchungen. Die Methode ergibt keine differentialdiagnostischen und prognostischen Aufschlüsse und darf keinesfalls forensisch zur Deutung von Krankheitsfällen verwendet werden. Sie gibt uns vielleicht Hinweise für die pathologische Physiologie der Psychosen, aber auch nur beim Überblicken größerer Versuchsreihen unter allgemeinen Gesichtspunkten. Sie bestätigt, daß Schilddrüsentätigkeit und manische Leberfunktion und depressive Phase in irgendeiner Korrelation zueinander stehen, daß organisch bedingte Psychosen, einschließlich der großen Gruppe der Dementia praecox, mit Hirnschädigungen einhergehen, und daß bei diesen innersekretorische Funktionen, besonders von Geschlechts- und Schilddrüsen, eine pathognomische Rolle spielen.

Die oben diskutierte Frage der Organspezifität der Abwehrfermente bezüglich Hoden und Ovarien ist mit Rücksicht auf die Möglichkeit einer intrauterinen Geschlechtsdifferenzierung von Interesse. Versuche betreffend Geschlechtsvoraussage mittels der Abderhaldenschen Reaktion liegen schon von KRAUS und SAUDEK[20]) aus dem Jahre 1917 vor. Diese Versuche wurden mittels des Dialysierverfahrens angestellt. Die Vermutung, daß es möglich sein müsse, mittels der Abderhalden-Reaktion Geschlechtsbestimmungen auszuführen, war bereits 1914 von LEHMANN[21]) ausgesprochen worden. KÖNIGSTEIN hat dieses Problem mittels des Dialysierverfahrens ebenfalls studiert. KRAUS und SAUDEK fassen den sie bei ihren Untersuchungen leitenden Gedanken wie folgt zusammen: „Der im Mutterleibe sich entwickelnde Embryo zeigt bereits in einem frühen Entwicklungsstadium, auch morphologisch erkennbar, sein Geschlecht an. Schon in einem unentwickelten Stadium der Frucht ist eine innere Sekretion seiner Geschlechtsorgane anzunehmen. Deren Produkte könnten leicht durch den Placentakreislauf in die mütterliche Blutzirkulation gelangen. Die Absonderungsstoffe des embryonalen männlichen Geschlechtsorganes wären aber im mütterlichen, weiblichen Organismus als körperfremd anzusehen und darum eine durch sie angeregte Bildung von Abwehrfermenten wohl anzunehmen. Falls sich dieser Gedankengang als richtig erweist, würde das Serum einer Schwangeren, welche einen sich entwickelnden männlichen Embryo birgt, ebenso auf präpariertes Hodengewebe abbauend wirken, wie es das Schwangerenserum auf die Placenta tut. Hingegen würde das Serum einer mit einer weiblichen Frucht schwangeren Frau in gleicher Weise gegenüber Hoden wie Eierstock sich passiv verhalten. Auf den Eierstock also sollte nach dieser Annahme weder im Falle eines männlichen noch weiblichen Embryos das Serum reagieren."

Da der embryonale und infantile Hoden wegen besonders starker Entwicklung des interstitiellen Gewebes eine viel stärkere innere Sekretion annehmen läßt, als der Hoden des erwachsenen Individuums, benutzte KÖNIGSTEIN[22]) zu seinen Versuchen anfänglich Hoden von Föten und jugendlichen Individuen bis zum Pubertätsalter, später jedoch Hoden von Kälbern. Es ist hier zu bemerken, daß mit Rücksicht auf die Untersuchungen von DUNBAR[23]) sowie von GRAEFENBERG und THIES[24]) eine beträchtliche Organspezifität der männlichen Geschlechtsdrüse — ähnlich wie die der Linse — festzustellen ist. Diese Annahme können wir auf Grund unserer jahrelangen Erfahrungen nur bestätigen. Auch wir benutzen häufig an Stelle von schwierig zu erhaltenden menschlichen Organen tierische. Das von ABDERHALDEN[25]) aufgestellte biologische Gesetz der Organspezifität findet auch hierdurch eine Bestätigung. Ich verweise bezüglich der theoretischen Grundlagen auf einen Aufsatz von mir in den „Naturwissenschaften"[26]).

Der Vollständigkeit halber sei bemerkt, daß ABRAHAM[27]) versucht hat, durch Benutzung der Präcipitinreaktion eine serologische Geschlechtsbestimmung auszuführen.

Sämtliche bisher angeführten Versuche zu einer intrauterinen Geschlechtsbestimmung sind nicht mit quantitativen Methoden ausgeführt. Die Tatsache, daß Frauenserum Hoden abbaut, wurde bereits von den obengenannten Autoren beobachtet. Mittels einer quantitativen Methode zum Studium der Abwehrfermente, wie sie die interferometrische Methode darstellt, kann man eine intrauterine Geschlechtsbestimmung ausführen. Über seine Erfahrungen berichtete STRECK aus der GAUSSschen Frauenklinik in Würzburg[28]) in einer Sitzung der physikalisch-medizinischen Gesellschaft Würzburg sowie auf der Tagung der bayerischen Gynäkologen in Nürnberg. Er erhielt 72 % absolut sichere, bestätigte, richtige Ergebnisse. Seine sonstigen Untersuchungen bei Gravidität, Tubargravidität, Missed abortion, Differentialdiagnose, frischer Myome und Carcinome uteri ergaben gute Resultate. Auf dem Gynäkologenkongreß Juni 1925 in Wien teilten RITTERSHAUS und STRECK mit, daß inzwischen 84% richtige Resultate bei der Geschlechtsvoraussage mittels der interferometrischen Methode erhalten wurden.

I. KUNSTMANN[29]) stellte systematische Untersuchungen über Abwehrfermente im Blute des normalen wachsenden Organismus an. Verfasserin untersuchte das Blut von Säuglingen, die als normal im pädiatrischen Sinne zu bewerten waren. Außer dieser Gruppe vollkommen normaler Kinder wurde das Blut von Kindern untersucht, die leichte Rachitis und leichte exsudative Diathese zeigten. Ferner wurde das Serum von solchen Kindern untersucht, die mit chirurgischen Leiden behaftet waren. Bei dieser Gruppe ist zu bemerken, daß, obgleich sie bezüglich ihrer Konstitution als normal gelten konnten, sie den Anforderungen im strengen Sinne des Pädiaters nicht genügen, da sie nicht unter spezifisch pädiatrischer Beobachtung standen und Angaben über ihre Entwicklung fehlten. Als letzte Gruppe ist eine Reihe Kinder zu betrachten, die wegen verschiedener Erkrankung in ärztlicher Behandlung waren. Bei allen Gruppen wurde der Abbau von Thymus, Schilddrüse, Hypophyse, Geschlechtsdrüsen, Nebenniere, Pankreas und Leber untersucht. Zwischen den absolut normalen und den exsudativ erkrankten Säuglingen besteht in der Größe des Abbaues sämtlicher untersuchter Organe kein Unterschied. Der Abbau der Thymus nimmt im Laufe des ersten Lebensjahres mit dem Alter des Säuglings zu, um dann im Alter von $1^1/_4 - 14$ Jahren wieder abzunehmen. Es scheinen Analogien zwischen dem Geschlecht der Kinder und der Größe des Abbaues von Ovarien bzw. Hoden zu bestehen. In der Pubertät scheint ein Anstieg des Geschlechtsdrüsenabbaues festzustellen zu sein. Beziehungen zwischen Größe des Abbaues und dem Gewicht wie auch zwischen Größe des Abbaues und Alter und Gewicht ließen sich nicht feststellen. Bei den untersuchten tuberkulösen und nervösen und innersekretorisch erkrankten Kindern wurden unregelmäßige Verhältnisse konstatiert. Die Arbeit bringt ausgedehnte eigene Versuche, die eine gesicherte Grundlage für die weitere Bearbeitung der angeschnittenen Frage abgeben. Es ist zu hoffen, daß weitere Untersuchungen an noch größerem Material die notwendigen Grundzahlen erbringen, welche zu einer exakten klinischen Verwertung der Ergebnisse der Untersuchungen auf Abwehrfermente mittels der interferometrrschen Methode erforderlich sind.

Fassen wir die Ergebnisse, die bis jetzt mit der interferometrischen Methode erhalten wurden, zusammen, so kann man wohl mit aller Objektivität feststellen, daß die mit ihr erhaltenen Resultate als sehr befriedigend zu bezeichnen sind. Leider liegen noch nicht sehr viele Berichte über große Reihenuntersuchungen vor. Die erste Veröffentlichung der Methode geschah kurz vor Ausbruch des Krieges. Die lange Dauer desselben sowie die nachfolgenden schwierigen wirtschaftlichen Verhältnisse gestatteten leider keine größere Ausbreitung der Methode in der Humanmedizin. Die größten Untersuchungsreihen wurden in der tierzüchterischen Praxis vorgenommen, begründet durch die nationalökonomische Bedeutung einer frühzeitigen Trächtigkeitsfeststellung zwecks Hebung der Tierzucht. Die hier gewonnenen Ergebnisse beweisen jedoch die Spezifität der Abwehrfermente und die Brauchbarkeit der Methode. Die interferometrische Methode soll und kann die klinische Diagnose nicht vollständig ersetzen: sie soll nur ein weiteres diagnostisches Hilfsmittel abgeben. Wenn sie diesen Zweck erreicht, dann erfüllt sie ihre Aufgabe als biologische Methode.

Literatur: [1]) Dtsch. med. Wochenschr. 1914, Nr. 31; Zeitschr. f. physiol. Chem. 91, 440—449. 1914; Fermentforschung 1, 33—46. 1914; Fermentstudien. Jena: Fischer 1917. — [2]) Fermentforschung 3, 311—317. 1920. — [3]) Fermentforschung 2, 251—267. 1918: F. W. VOIGT, Inaug.- Diss. Jena 1920, — [4]) Fermentstudien. Jena: Fischer 1917. — [5]) Zeitschr. f. d. ges. Neurol. u. Psychiatr. 83, 153—200. 1923. — [6]) Fermentforschung 6, 27—55. 1922; Fermentforschung 6, 302—339. 1923; Fermentforschung 6, 105—118. 1922. — [7]) Kolloidchem. Beihefte 5, 375—410. 1914. — [8]) Landwirtschaftl. Jahrb. 57, 539—572. 1922; Arch. wiss. Tierheilk. 50, 1—21. 1923. — [9]) Journ. f. Landwirtschaft 71, H. 1. 1923. — [10]) Journ. f. Landwirtschaft 71, H. 1. 1923. — [11]) Dtsch. landwirtschaftl. Tierzucht 1923, S. 244—245. — [12]) Münch. tierärztl. Wochenschr. 75, 356—358. 1924; Verhandl. d. 88. Versamml. d. Ges. dtsch. Naturforscher u. Ärzte in Innsbruck 1924. — [13]) Fermentforschung 4, 64—75. 1920. — [14]) Fermentforschung 7, 211—222. 1924. — [15]) Zentralbl. f. Bakteriol., Parasitenk. u. Infektionskrankh. Abt. I 93, 294—303. 1924. — [16]) Bruns, Beitr. z. klin. Chirurg. 80, 130—141. 1923. — [17]) Dtsch. Zeitschr. f. Chirurg. 181, 107—125. 1923. — [18]) Arch. f. Gynäkol. 124, 161—177. 1925. — [19]) Med. Klinik 1920, Nr. 49. — [19a]) Arch. f. Psychiatr. u. Nervenkrankh. 63. 1923. — [20]) Zentralbl. f. Gynäkol. 41, 881—885. 1917. — [21]) Zentralbl. f. Gynäkol. vom 24. Oktober 1914. — [22]) Zentralbl. f. Gynäkol. 41, 1097—1099. 1917. — [23]) Zeitschr. f. Immunitätsforsch. u. exp. Therap. 1910. — [24]) Zeitschr. f. Immunitätsforsch. u. exp. Therap. 10. — [25]) Münch. med. Wochenschr. 60, 2385, 2712. 1913. — [26]) Med. Klinik 17, 534—535. 1921; Naturwissenschaften 10 525—533. 1922. — [27]) Monatsschr. f. Geburtsh. u. Gynäkol. 48, 163—177. 1918. — [28]) Zentralbl. f. Gynäkol. 49, 968—975 1925; s. auch Klin. Wochenschrift 4, S. 950 u. 994. 1925. — [29]) Preisarbeit der med. Fakult. Jena 1922.

Verlag von Julius Springer in Berlin W 9

Die Eiweißkörper und die Theorie der kolloidalen Erscheinungen
Von
Dr. Jacques Loeb †
Mitglied des Rockefeller Instituts für medizinische Forschung, New York
Übersetzt von Dr. van Eweyk, Berlin
Mit 115 Abbildungen. (306 S.) 1924. 15 Goldmark; gebunden 16.50 Goldmark

Die Theorie der Emulsionen und der Emulgierung
Von
Dr. William Clayton
Schriftführer des Ausschusses für Kolloidchemie
der „British Association"
Mit einem Geleitwort von Prof. F. G. Donnan,
Vorsitzender des Ausschusses für Kolloidchemie der „British Association"
Deutsche, vom Verfasser erweiterte Ausgabe von Dr. L. Farmer Loeb
Mit 18 Abbildungen. (144 S.) 1924. 7.80 Goldmark; gebunden 8.70 Goldmark

Grundbegriffe der Kolloidchemie
und ihre Anwendung in Biologie und Medizin
Einführende Vorlesungen
von
Dr. Hans Handovsky
Privatdozent an der Universität Göttingen
Mit 6 Abbildungen. (72 S.) 1923. 2.20 Goldmark

Praktikum der physikalischen Chemie
insbesondere der Kolloidchemie für Mediziner und Biologen
Von
Dr. med. Leonor Michaelis
a. o. Professor an der Universität Berlin
Zweite, verbesserte Auflage. Mit 40 Textabbildungen. (191 S.) 1922. 5 Goldmark

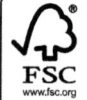

MIX
Papier aus verantwortungsvollen Quellen
Paper from responsible sources
FSC® C105338

If you have any concerns about our products,
you can contact us on
ProductSafety@springernature.com

In case Publisher is established outside the EU,
the EU authorized representative is:
**Springer Nature Customer Service Center GmbH
Europaplatz 3, 69115 Heidelberg, Germany**

Printed by Libri Plureos GmbH
in Hamburg, Germany